Garima Singh
Mohit Kumar
Nikita Sharma

CRISE ENDODÔNTICA

Garima Singh
Mohit Kumar
Nikita Sharma

CRISE ENDODÔNTICA

ScienciaScripts

Imprint

Cover image: www.ingimage.com

This book is a translation from the original published under ISBN 978-620-7-84348-0.

Publisher:
Sciencia Scripts
is a trademark of
Dodo Books Indian Ocean Ltd. and OmniScriptum S.R.L publishing group

120 High Road, East Finchley, London, N2 9ED, United Kingdom
Str. Armeneasca 28/1, office 1, Chisinau MD-2012, Republic of Moldova, Europe
Printed at: see last page
ISBN: 978-620-8-08686-2

ÍNDICE DE CONTEÚDOS

INTRODUÇÃO

O método quimio-mecânico de desinfeção do canal radicular antes da obturação hermética tridimensional é denominado tratamento endodôntico. O tratamento endodôntico é efectuado para eliminar as patologias perirradiculares e pulpares e para aumentar a recuperação dos tecidos na região perirradicular.[1] O tratamento destina-se a eliminar as bactérias do canal radicular infetado, a prevenir a reinfeção dos dentes e a salvar os dentes naturais.[2] Existem três fases básicas no tratamento endodôntico. A primeira é a fase de diagnóstico, na qual se determina a doença a tratar e se desenvolve o plano de tratamento. A segunda é a fase preparatória, em que o conteúdo do canal radicular e o canal são preparados para o material de obturação.

A terceira fase envolve o preenchimento ou a obliteração do canal para obter uma vedação hermética com um material inerte o mais próximo possível da junção cementodentinária.[3]
O tratamento endodôntico é efectuado para eliminar as patologias peri-radiculares e pulpares e para aumentar a recuperação dos tecidos na região peri-radicular. [4]

A terapia endodôntica pode ser pensada como um tripé, com o dente perfeitamente tratado num pedestal e cada perna representando uma fase básica. Se alguma perna estiver defeituosa, todo o sistema pode falhar. Embora cada perna seja uma parte separada, na situação geral, cada fase deve ser meticulosamente executada para obter sucesso. Cada faceta do tratamento deve ser efectuada de uma forma pré-determinada, tendo cada passo a sua posição definida na série de procedimentos.[3]
Se o procedimento do canal radicular não for bem feito, os microrganismos presentes irão interferir, como nos casos em que há uma instrumentação incompleta, causando uma infeção intra-radicular secundária. [5]

O termo exacerbação é utilizado normalmente para descrever o desenvolvimento de dor e/ou inchaço que começa algumas horas ou dias após os procedimentos de canal radicular e é de gravidade significativa para exigir uma visita não programada para tratamento de emergência.[6]
Foi estabelecida uma correlação positiva na avaliação da associação entre o protocolo de tratamento, o número de consultas, a competência do operador, os sintomas e sinais pré-operatórios, as condições periapicais e pulpares, a posição do dente, o género e a idade do

indivíduo. Para a gestão e prevenção de crises endodônticas, a identificação dos factores causais é vital. Isto ajuda a elaborar planos de tratamento adequados e a reduzir as probabilidades de crises com base no dente individual.[1]

A principal etiologia das crises endodônticas é desconhecida. No entanto, a etiologia mais aceite é multifatorial, nomeadamente mediadores químicos e mecanismos de dor. A incidência de crises endodônticas varia de 1,4% a 16%, podendo chegar a 50% em alguns indivíduos.[6] Normalmente, não se observam crises em dentes com polpa inflamada ou normal, se o tratamento for efectuado em condições estéreis e sépticas, com desbridamento completo.[7] São registados mais incidentes de inflamação nos dentes em que foi feito um tratamento endodôntico anterior ou em que este foi iniciado e não foi concluído. Relativamente à idade, em indivíduos com 50 anos ou mais, são registadas mais incidências de inflamação.[1]

Independentemente do tipo de lesão, a intensidade das respostas inflamatórias é diretamente proporcional à intensidade da lesão tecidular, o que provoca crises entre consultas. As causas de tais emergências são a combinação de irritantes que induzem uma inflamação grave na polpa e/ou nos tecidos perirradiculares. A irritação dos tecidos perirradiculares resulta em inflamação e libertação de um grupo de mediadores químicos que iniciam a inflamação. As concentrações de algumas destas substâncias na polpa e nos tecidos perirradiculares são significativamente mais elevadas em lesões sintomáticas do que em lesões assintomáticas.

A Escala Visual Analógica é utilizada para medir a intensidade da dor. Nesta escala existe uma linha que mede de 1 a 100 e que representa a intensidade da dor. Juntamente com esta escala, é utilizada outra escala designada por Escala de Grelha Facial. Esta escala ajuda a representar diferentes estados de espírito e tem cinco gremas faciais. A combinação da Escala de Gordura Facial e da Escala Visual Analógica dá o melhor resultado.[5]

REVISÃO DA LITERATURA

1. **Ashkenaz PJ. DCNA (1984)**[8] avaliou e comparou a utilização da endodontia de visita única na prática privada com base nos seus 12 anos de experiência. Ele afirmou que a endodontia de visita única não deve ser realizada por um novato. Como uma filosofia evolutiva de tratamento, seu uso cresce a partir de uma compreensão completa dos princípios endodônticos fundamentais pelo profissional experiente. Ele comentou que somente depois de considerar todas as indicações e contra-indicações de cada caso, individualmente, é que se deve decidir se o tratamento pode ou não ser concluído numa única visita. No entanto, também é importante que o profissional tenha uma noção clínica do que pode ser realizado depois de o dique de borracha ter sido colocado e o trabalho ter começado no dente. Concluiu que um sentido clínico muito importante só pode ser adquirido após muitos anos de experiência clínica. Por conseguinte, a competência endodôntica do dentista praticante torna-se o fator primordial na determinação do resultado de qualquer caso particular.

2. **Mata E, Koren LZ, Morse DR e Sinai IH (1985)**[9] avaliaram e compararam a administração profiláctica de penicilina V em casos semelhantes. Os sujeitos foram 100 pacientes clínicos consecutivos cujos dentes tinham polpas necróticas e radiolucências periapicais assintomáticas. Na visita inicial, todos os dentes foram instrumentados completamente até o ápice radiográfico, com hipoclorito de sódio de 0,5% a 2,54% como irrigante. Foram utilizadas pastilhas de algodão estéreis e secas e restaurações ZOE. Os pacientes alternados receberam 250 mg de penicilina V e um placebo de aparência idêntica, com instruções para tomar dois comprimidos de 6 em 6 horas durante as primeiras 24 horas, seguidos de um comprimido de 6 em 6 horas até todos os comprimidos terem sido tomados. A dor e o inchaço foram classificados pelos doentes numa escala de cinco pontos, e as crises foram classificadas quando a dor e/ou o inchaço exigiam uma consulta de urgência não programada. Quinze doentes desenvolveram crises, com significativamente mais crises no grupo do placebo (p inferior a 0,05). Concluiu-se que, em casos selecionados, a penicilina profiláctica pode ser utilizada para prevenir crises.

3. **Morse DR, Furst ML, Belott RM, Lefkowitz RD, Spritzer IB e Sideman BH (1987)**[10] avaliaram e compararam os pontos de vista divergentes relativamente ao método de instrumentação em dentes assintomáticos com necrose pulpar e lesões radiolúcidas

periapicais associadas (PN/PL). Este foi um estudo prospetivo em que os sujeitos foram 106 pacientes com casos quiescentes de PN/PL. Alternadamente, 53 tinham instrumentação periapical e 53 tinham instrumentação intracanal. Não foram administrados antibióticos profilácticos, mas os pacientes foram informados de que deveriam tomar um antibiótico ao primeiro sinal de inchaço. As erupções, o inchaço e a dor não associados a erupções e os casos em que não houve problemas pós-operatórios foram avaliados ao fim de 1 dia, 1 semana e 2 meses. Foi encontrada uma incidência de 6,6% de flare-up, sem diferença estatisticamente significativa entre a instrumentação periapical (7,5%) e a instrumentação intracanal (5,7%). A incidência de edema foi de 27,4%, sem diferença estatisticamente significativa entre a instrumentação periapical (24,5%) e a intracanal (30,2%). Verificou-se uma incidência de 43,4% de dor, sem diferença estatisticamente significativa entre a instrumentação periapical (39,6%) e a intracanal (47,2%). Quando combinadas a dor moderada e a dor severa, a incidência foi de 21,7%, sem diferença estatisticamente significativa entre a instrumentação periapical (15,1%) e a instrumentação intracanal (28,3%). A incidência de pacientes sem problemas pós-operatórios foi de 41,5%, sem diferença estatisticamente significativa entre a instrumentação periapical (47,2%) e a intracanal (35,8%). Quando as crises foram combinadas com edema, a incidência foi de 34,0%, sem diferença estatisticamente significativa entre a instrumentação periapical (32,1%) e a intracanal (35,8%). Quando os surtos foram combinados com dor, a incidência foi de 50,0%, sem diferença estatisticamente significativa entre a instrumentação periapical (47,2%) e a instrumentação intracanal (52,8%). Quando os surtos foram combinados com inchaço e dor, a incidência foi de 77,4%, sem diferença estatisticamente significativa entre a instrumentação periapical (71,7%) e a instrumentação intracanal (83,0%). Quando a dor ligeira não associada a inflamação foi combinada com a categoria de ausência de problemas pós-operatórios, a incidência foi de 63,2%, sem diferença estatisticamente significativa entre a instrumentação periapical (71,7%) e a instrumentação intracanal (54,7%). A análise do teste de sinais das nove categorias anteriores mostrou que a instrumentação periapical foi significativamente melhor do que a intracanal (8/9; $p < 0,001$). Uma revisão de casos semelhantes mostrou que os pacientes em que a instrumentação periapical foi utilizada tiveram uma cicatrização periapical significativamente melhor do que os pacientes em que o ápice não pôde ser negociado. Os resultados mostraram que, para pacientes com PN/PL sem sintomas, parece que a instrumentação periapical é preferível à instrumentação intracanal.

4. **Glassman GD (1987)**[11] avaliou e comparou relatos de casos que tratam de parestesia do nervo mental resultante do "flare-up" de um segundo pré-molar mandibular com três canais radiculares. Seguiu-se uma revisão da literatura e uma discussão, que sugeriu possíveis mecanismos que podem ser responsáveis pela parestesia, que se verificou ser tanto a irritação mecânica por excesso de instrumentação como o impacto no feixe nervoso por excesso de obturação, bem como regimes de tratamento que podem ser utilizados para minimizar a incidência desta inesperada mas ocasional sequela endodôntica pós-tratamento. Concluiu-se que os surtos endodônticos e suas sequelas inesperadas são, ocasionalmente, as consequências indesejadas da terapia endodôntica. Infelizmente, nem todos os parâmetros podem ser evitados, mas uma diminuição na incidência de surtos pode ser alcançada através da adesão aos princípios biológicos fundamentais, do uso de técnicas assépticas, do uso de antibióticos e da conscientização das variações na anatomia do canal radicular.

5. **Morse DR, Furst ML, Belott RM, Lefkowitz RD, Spritzer IB e Sideman BH (1988)**[12] avaliaram e compararam para determinar se um antibiótico profilático específico (dose elevada, regime de 1 dia) manteria preferencialmente esta baixa incidência de erupção, ultrapassando simultaneamente os problemas relacionados com os antibióticos, 315 pacientes com necrose pulpar quiescente e uma lesão periapical associada receberam aleatoriamente penicilina V ou eritromicina (base ou estearato). As avaliações de recidiva após o tratamento endodôntico foram efectuadas ao fim de 1 dia, 1 semana e 2 meses. Verificou-se uma incidência de 2,2% de flare-up, sem diferenças estatisticamente significativas para a penicilina (0,0%), base (2,9%) e estearato (3,8%). Não se registaram reacções de hipersensibilidade. Os efeitos secundários gastrointestinais foram registados principalmente com as eritromicinas (12,4%). Depois de comparar e analisar os dados do seu primeiro estudo (sem antibióticos pré-tratamento) e os dados agrupados das suas duas últimas investigações (incluindo o presente ensaio), os resultados mostraram que a cobertura antibiótica pré-tratamento reduziu significativamente os surtos e as sequelas graves após o tratamento endodôntico (p inferior a 0,001).

6. **Torabinejad M, Kettering JD, McGraw JC, Cummings RR, Dwyer TG, Tobias TS. (1988)**[13] avaliaram e compararam uma revisão da literatura para delinear alguns dos principais factores relacionados com a incidência destas emergências, informações dos registos de 2.000 pacientes que tinham recebido terapia de canal radicular em dentes com polpa necrótica. Metade dos pacientes eram aqueles que apresentavam dor ou inchaço entre

as consultas, o que exigiu uma visita de emergência não programada para atendimento de urgência. A outra metade era composta por pacientes que não relataram complicações após a limpeza e modelagem de seus canais radiculares. Os resultados deste estudo demonstram que alguns fatores, como idade, sexo, tipo de dente, presença de dor pré-operatória, presença de alergias, ausência de lesões periapicais, estomas do trato sinusal, casos retratados e aqueles que receberam prescrição de analgésicos, tiveram efeitos significativos na incidência de urgências interproximais endodônticas. Em contraste, a presença de doenças sistémicas, o uso de medicamentos intracanais e a penetração do forame com instrumentos pequenos durante a determinação do comprimento não tiveram efeito significativo na frequência destas emergências.

7. **Matusow RJ (1988)**[14] avaliou e comparou a perspetiva clínica do fenómeno de exacerbação endodôntica com algumas modalidades clínicas. Foi fornecida uma visão clínica do fenómeno de exacerbação da celulite endodôntica. Uma revisão de material recente sobre exacerbações endodônticas indica que esse termo, na melhor das hipóteses, permanece altamente ambíguo e confuso. A exacerbação da celulite endodôntica é um surto definitivo; e a etiologia envolve principalmente micróbios aeróbicos, particularmente estreptococos. Os anaeróbios obrigatórios são factores etiológicos muito pouco prováveis. Afirmou-se que o conceito de antibióticos profilácticos de rotina e o tratamento endodôntico de lesões assintomáticas com uma única visita, exceto, talvez, para os dentes com tractos fistulosos, deveriam ser reconsiderados para benefício do paciente. Concluiu-se que estes 14 casos de inchaço menos grave são, no entanto, casos de celulite, de acordo com a definição, o que equivaleria a uma incidência de 32,5% de exacerbações de celulite com uma incidência total de 41,8% de crises de celulite com tratamento endodôntico de uma visita e um regime de penicilina oral.

8. **Abbott AA, Koren LZ, Morse DR, Sinai IH, Doo RS e Furst MI (1988)**[15] avaliaram e compararam os regimes antibióticos "profilácticos" (dose elevada, 1 dia) de penicilina V e eritromicina (base ou estearato) para pacientes que tinham dentes assintomáticos com necrose pulpar e lesões radiolúcidas periapicais associadas (PN/PL). Foi registada uma incidência de 2,2% de crises, sem diferenças estatisticamente significativas entre a penicilina (0,0%), a base (2,9%) e o estearato (3,8%). Não se registaram reacções de hipersensibilidade e os efeitos secundários gastrointestinais foram observados principalmente com as eritromicinas (12,4%). Para verificar se resultados semelhantes ocorreriam ou não

com operadores estudantes numa população de clínicas de escolas dentárias, foi realizado o presente estudo. Cento e noventa e cinco pacientes com PN/PL quiescente receberam aleatoriamente penicilina V ou eritromicina (base ou estearato). Verificou-se uma incidência de 2,6% de crises, sem diferenças estatisticamente significativas entre a penicilina (3,1%), a base (1,5%) e o estearato (3,1%). Não se registaram reacções de hipersensibilidade e os efeitos secundários gastrointestinais verificaram-se principalmente com as eritromicinas (17,7%). Como se pode observar, os resultados foram muito semelhantes aos do recente estudo da prática endodôntica. Assim, concluiu-se que os resultados do estudo anterior sobre a prática endodôntica não eram exclusivos de nenhum clínico ou método. Também foi feita uma comparação entre o grupo de penicilina "profilática" do presente estudo e o grupo de controlo com placebo do nosso estudo anterior sobre a clínica-escola de medicina dentária e o operador estudante (em que os métodos, a população e o regime eram quase idênticos aos do presente estudo). Os resultados mostraram que o grupo da penicilina "profiláctica" teve significativamente menos crises e inchaço e dor não associados a crises do que o grupo do placebo. Tendo em conta estes resultados e os de estudos da literatura em que não foram utilizados antibióticos "profilácticos", concluiu-se que os regimes antibióticos utilizados no presente estudo devem ser um componente da terapia endodôntica clínica para PN/PL quiescente.

9. **Morse DR, Furst ML, Lefkowitz RD, D'Angelo e Esposito (1990)**[16] avaliaram e compararam se a administração de uma dose única de um comprimido de 1 g do antibiótico cefalosporina de ação prolongada cefadroxil teria um resultado semelhante. Este estudo foi realizado em 200 doentes com PN/PL quiescente. Os doentes receberam aleatoriamente cefadroxil ou eritromicina (base ou estearato). As avaliações de exacerbação foram efectuadas 1 dia, 1 semana e 2 meses após o tratamento endodôntico. Verificou-se uma incidência de 2,0% de reacções de inflamação, sem diferenças estatisticamente significativas para o cefadroxil (1,0%), o estearato (2,0%) ou a base (4,0%). Não se registaram reacções de hipersensibilidade. Os efeitos secundários gastrointestinais foram registados principalmente com as eritromicinas (19,0%). Os resultados mostraram que um regime de dose única de 1 gm de cefadroxil foi tão eficaz como a eritromicina e a penicilina na prevenção de crises e sequelas graves. Uma análise comparativa dos dados do nosso primeiro estudo (sem antibióticos pré-tratamento) e os dados agrupados das nossas últimas três investigações (incluindo o presente ensaio) mostraram que a cobertura antibiótica pré-tratamento reduziu

significativamente as crises e as sequelas graves após o tratamento endodôntico da PN/PL assintomática ($p < 0,001$).

10. **Trope M (1990)**[17] avaliou e comparou o efeito de três medicamentos intracanais na incidência de crises pós-instrumentação. Todos os dentes foram instrumentados até um tamanho mínimo pré-determinado, utilizando uma solução de 0,5% de hipoclorito de sódio como irrigante. O formocresol, o Ledermix e o hidróxido de cálcio foram colocados numa sequência rigorosa, independentemente da presença ou ausência de sintomas ou sinais radiográficos de periodontite apical. Os pacientes receberam instruções escritas para o pós-operatório e uma prescrição de 600 mg de ibuprofeno para ser tomado em caso de dor ligeira a moderada. Se surgisse dor intensa e/ou inchaço, o paciente era instruído a contactar imediatamente o consultório e considerava-se que tinha tido uma crise. Doze crises ocorreram em dentes com sinais radiográficos de periodontite apical; nenhuma em dentes sem radiolucências periapicais. Seis dos doze surtos ocorreram em casos de retratamento e os outros seis ocorreram em dentes sem tratamento endodôntico prévio. Os resultados mostraram que não houve diferença significativa na taxa de surtos entre os três medicamentos intracanais.

11. **Trope M (1991)**[18] avaliou e comparou a taxa de recidiva para endodontia de visita única entre dentes sem sinais radiográficos ou clínicos de periodontite apical, aqueles com sinais radiográficos ou clínicos de periodontite apical não previamente tratados pela raiz, e aqueles com periodontite apical em que foi efectuado o retratamento. Todos os dentes foram instrumentados até um tamanho mínimo pré-determinado, sendo utilizada como irrigante uma solução de hipoclorito de sódio a 0,5 por cento. O canal radicular foi obturado sem levar em conta a presença ou ausência de sintomas ou o diagnóstico da condição apical. Os pacientes receberam instruções escritas para o pós-operatório e uma prescrição de 600 mg de ibuprofeno para ser tomado em caso de dor ligeira a moderada. Se surgisse dor intensa e/ou inchaço, o paciente era instruído a telefonar imediatamente e era considerado como tendo tido um surto. Concluiu-se que os dentes sem sinais de periodontite apical não tiveram qualquer crise. Em 69 dentes com sinais de periodontite apical não tratados previamente pela raiz, ocorreu um surto. Os resultados mostraram que a maioria das erupções (3 de 22 dentes) ocorreu em dentes com sinais de periodontite apical que necessitavam de retratamento.

12. **Walton R e Fouad A (1992)**[19] avaliaram e realizaram um inquérito prospetivo a pacientes endodônticos para determinar 1. A incidência global de crises em percentagem de todas as consultas dos pacientes. 2. Correlação da ocorrência de crises com (a) Dados demográficos do paciente: idade e sexo. (b) Factores de apresentação do paciente: diagnóstico pulpar e periapical, presença e nível de dor, presença e natureza do inchaço, se está a tomar medicamentos e determinadas condições sistémicas. (c) Procedimentos de tratamento: etapa realizada no tratamento do canal radicular, número de consultas e tipo de tratamento (convencional ou retratamento). (d) Grupos de operadores: graduandos, pós-graduandos ou docentes. Os dados foram coletados em 946 consultas de pacientes durante um período de 4 meses. Todos os pacientes incluídos estavam a ser submetidos a tratamento de canal na Clínica de Endodontia, quer por alunos de licenciatura, pós-graduação ou docentes. Em cada consulta, foram obtidas informações sobre cada paciente no que diz respeito aos seus dados demográficos, sinais, sintomas e diagnóstico; e tratamento efectuado. Para cada consulta, foi gerado um formulário no qual os dados foram inseridos. A análise foi feita em dois aspectos: (a) incidência global de crises, expressa em percentagem de todas as consultas dos doentes e (b) percentagem de crises que ocorreram em relação a vários factores, tais como dados demográficos dos doentes, diagnóstico e procedimentos de tratamento. Estas percentagens foram comparadas estatisticamente para determinar os factores que estavam significativamente relacionados com um aumento ou uma diminuição da incidência de crises. Foi utilizada a análise do qui-quadrado para comparar as variáveis ($p \leq 0,05$). Concluiu-se que a incidência global de crises foi relativamente pequena (3,17%). Quando ocorreu um surto, este esteve principalmente relacionado com factores de apresentação, ou seja, sinais/sintomas do paciente e diagnóstico do dente envolvido e tecidos relacionados. Os procedimentos de tratamento geralmente não estavam relacionados com um aumento ou diminuição dos surtos. O único fator demográfico que se correlacionou com um aumento do número de crises foi uma maior ocorrência no sexo feminino em comparação com o sexo masculino.

13. **Rimmer A (1993)**[20] avaliou e comparou um questionário padronizado no qual um valor numérico pode ser utilizado para definir a existência e a gravidade do flare-up. Para avaliar as manifestações clínicas que compõem o termo flare-up, foi desenvolvido um questionário que permite ao doente descrever o mais corretamente possível essas manifestações. Procurou-se incluir pelo menos duas perguntas diferentes sobre cada um dos parâmetros relevantes. Utilizando o questionário sugerido, é possível avaliar a situação real e

definir claramente se se trata de uma situação ligeira, moderada ou grave. Concluiu-se que o índice de inflamação sugerido pode ser a forma de construir uma linguagem comum que permita à comunidade dentária medir e estudar mais este fenómeno. Será feita uma investigação mais aprofundada para estabelecer um questionário psicológico pré-operatório para definir os aspectos psicológicos que afectam o fenómeno do flare-up.

14. **Walton RE e Chiappinelli (1993)**[21] avaliaram e compararam o facto de a administração de penicilina profiláctica poder evitar crises ou outras sequelas indesejáveis após o tratamento do canal radicular. Para testar esta hipótese num estudo prospetivo, 80 pacientes com diagnóstico de necrose pulpar e periodontite apical crónica foram divididos em três grupos: grupo A (penicilina profilática, recomendação da AHA), grupo B (placebo, mesmo regime) e grupo C (sem medicação). Os medicamentos e as avaliações foram efectuados em dupla ocultação. Os doentes relataram os seus eventos pós-tratamento, incluindo a incidência de crises, a incidência e a gravidade da dor/inchaço e a ocorrência de efeitos secundários adversos. As diferenças entre os três grupos foram determinadas estatisticamente utilizando testes de qui-quadrado. O resultado não mostrou diferenças significativas ($p = 0,68$) entre os três grupos. Ou seja, a administração/não administração profiláctica de penicilina não esteve relacionada com os sinais e sintomas pós-tratamento após a preparação do canal. A incidência de crises foi muito baixa (1 em 80). A ocorrência de dor nos níveis ligeiro a moderado foi bastante elevada (cerca de 70% no total), mas foi principalmente na categoria ligeira. A incidência global de efeitos secundários foi também muito baixa (2 em 80). Os níveis graves de dor/inchaço e a incidência de crises foram baixos, sem diferença entre a administração e a não administração de antibióticos. Concluiu-se que a utilização profiláctica da penicilina (um medicamento potencialmente perigoso) para controlar os sintomas pós-tratamento não é recomendada em casos de necrose pulpar e de patologia periapical assintomática.

15. **Selden HS (1993)**[22] avaliou e comparou a promoção da resolução rápida dos sintomas associados ao tratamento do canal radicular, para isso foi implementado um programa multifacetado. A endodontia de uma só visita foi realizada universalmente, foram prescritos antibióticos quando foi detectada infeção no canal radicular e foram amplamente utilizados anti-inflamatórios não esteróides no momento do tratamento. A peça central do programa foi a integração de várias estratégias comportamentais concebidas para reforçar a capacidade inerente do paciente para lidar com a situação. A combinação de abordagens clínicas,

farmacológicas e psicológicas foi coletivamente designada por capacitação do doente. Pediu-se a 540 doentes que contactassem o consultório no dia seguinte ao tratamento. Quatrocentos e vinte (78%) telefonaram e 390 (93%) referiram uma redução dos sintomas. Vinte dos 30 (7%) que não obtiveram alívio nas primeiras 24 horas registaram uma melhoria significativa um dia depois. Os resultados mostraram que nenhum doente teve um surto ou um agravamento dos sintomas.

16. **Wayman BE, Smith JJ, Cunningham CJ, Patten JA, Patten R e Hutchins MO (1994)**[23] avaliaram e compararam a eficácia da injeção supraperiosteal de dexametasona na dor pós-operatória. Trinta e seis ratos Sprague-Dawley foram divididos em três grupos de 12. O grupo 1 foi o controlo, o grupo 2 teve a polpa dentária do primeiro molar mandibular exposta de forma aguda e o grupo 3 teve a polpa dentária exposta durante 10 dias. O tecido mole do lado bucal e a mandíbula com os molares foram recolhidos e a radioatividade determinada. A dexametasona foi absorvida a partir do local de injeção e distribuída para a mandíbula ipsilateral e para o músculo e osso contra-lateral de forma semelhante, independentemente do tratamento. Os resultados indicaram uma possível afinidade óssea por este esteroide, o que poderia ser benéfico no alívio da dor de crises endodônticas intra-ósseas.

17. **Matusow RJ (1995)**[24] avaliou e comparou a reafirmação de uma teoria tradicional, nomeadamente, a alteração do potencial de oxidação/redução (Eh), como um fator importante para o aparecimento de celulite endodôntica; para confirmar o potencial patogénico dos estreptococos facultativos orais; e que as lesões endodônticas assintomáticas tendem a existir com uma flora microbiana mista aeróbia/anaeróbia. Um rapaz de 14 anos de idade foi encaminhado para tratamento endodôntico de um incisivo maxilar (11) assintomático com abscesso e uma lesão periapical radiográfica. O incisivo havia sido traumatizado 16 meses antes, com luxação e fratura incisal, aparentemente despolpado na época. O dente apresentava teste de vitalidade e percussão negativos. No entanto, havia uma resposta caraterística à palpação do sulco específico. O acesso assético inicial ao canal pulpar revelou uma polpa necrótica negra intacta, com neurodegeneração completa e um odor desagradável acentuado. A polpa necrótica intacta e o exsudado foram removidos em cones absorventes esterilizados e inoculados em tioglicolato reduzido para identificação em laboratório clínico hospitalar, após incubação inicial em consultório. A técnica de cultura, que envolveu métodos anaeróbios e aeróbios comprovados, foi descrita anteriormente. Após o desbridamento e modelagem, na parte inferior do ápice, o canal foi fechado com um curativo de algodão

medicado e cimento de óxido de zinco e eugenol. O paciente permaneceu assintomático por aproximadamente seis horas, quando surgiu um latejamento. Acordou com edema facial moderado, envolvendo as regiões nasal e labial. O paciente foi atendido pela manhã, com aproximadamente 16 horas de pós-operatório. O incisivo envolvido foi isolado assepticamente, ventilado e foram efectuadas culturas específicas do canal em caldos reduzidos de tioglicolato e ágar. Após incubação em consultório, as culturas foram enviadas para um laboratório de microbiologia hospitalar para identificação, onde a cultura positiva de 48 horas foi submetida a subculturas aeróbias e anaeróbias. O laboratório registou uma cultura pura de um Streptococcus a-hemolítico, grupo D negativo; o estreptococo componente da cultura mista inicial. O dente foi deixado aberto para drenagem e o doente foi colocado sob eritromicina oral USP 250 mg qid, lavagens intra-orais com solução salina quente e um regime de compressas faciais frias. A resolução total da celulite moderada foi conseguida em 72-96 horas. O doente continuou a tomar o antibiótico durante mais 24 horas, altura em que foi descontinuado. Nessa altura, o canal foi completamente refeito, medicado com clorofenol canforado e fechado com cimento de óxido de zinco-eugenol. O paciente permaneceu assintomático durante cinco dias, após os quais o canal foi selado com guta-percha condensada com o selante de Grossman. O incisivo selado permaneceu assintomático durante seis meses. A radiografia revelou uma excelente cicatrização periapical. Pode existir uma relação sinérgica mútua com infecções mistas aeróbias e anaeróbias. O componente microbiano anaeróbio pode inibir a fagocitose microbiocida dos aeróbios. O componente aeróbio das infecções mistas com anaeróbios pode, por outro lado, produzir um ambiente metabólico anaeróbio que permite que os anaeróbios se desenvolvam. Este facto foi demonstrado in vitro por Matusow e Goodall. Ocasionalmente, quando o potencial de oxidação/redução dos tecidos é alterado durante o tratamento endodôntico, o componente microbiano aeróbio de uma infeção mista aeróbia/anaeróbia pode proliferar com um crescimento rápido e dominante para produzir uma celulite endodôntica de "surto". O resultado e a observação mostraram que esta explicação é mais válida do que a teoria defendida de forçar os detritos para além do ápice durante o tratamento endodôntico de lesões periapicais assintomáticas.

18. **Imura N e Zuolo ML (1995)**[25] avaliaram e compararam a incidência de flare-ups (um problema grave que requer uma visita não programada e tratamento) entre os pacientes que receberam tratamento endodôntico pelos dois autores nos seus respectivos consultórios em 1012 dentes que receberam tratamento endodôntico de 903 pacientes durante um período

de 12 meses. Foram obtidas informações de cada paciente tratado, incluindo diagnóstico pulpar e perirradicular do dente, presença de dor pré-operatória, tipo de medicação utilizada, tipo de tratamento realizado e número de consultas necessárias para completar o tratamento de canal. Os resultados mostraram uma incidência de 1,58% de flare-ups em 1012 dentes tratados endodonticamente. Por outro lado, o diagnóstico perirradicular foi positivamente relacionado com a ocorrência de flare-ups (Tab. 5). A presença de lesão resultou em uma incidência de 3,4% de emergências, um aumento estatisticamente significativo quando comparado aos dentes que apresentavam aspeto radiográfico normal da região periapical, Também foi observada diferença significativa quando comparados os dentes assintomáticos (com ou sem presença de fístula) com os dentes que apresentavam dor pré-operatória (pulpite irreversível, periodontite aguda ou abscesso).0.05) indicou que os flare-ups estavam positivamente correlacionados com múltiplas consultas, casos de retratamento, dor perirradicular prévia ao tratamento, presença de lesões radiolúcidas e pacientes em uso de analgésicos ou anti-inflamatórios. Em contraste, não houve correlação entre flare-up e idade, sexo, diferentes grupos de arco/dente e o estado da polpa.

19. **Eleazer PD e Eleazer KR (1998)**[26] avaliaram e compararam o tratamento endodôntico de uma visita versus duas visitas. A mesma técnica e os mesmos materiais foram utilizados antes e depois de se efetuar a única alteração para o tratamento endodôntico de uma visita em 1991. Foram comparados os registos de tratamento de 402 pacientes consecutivos com primeiros e segundos molares pulpicamente necrosados. Em 201 pacientes, o tratamento foi efectuado através de desbridamento e instrumentação, seguido de obturação numa segunda consulta; enquanto o segundo grupo recebeu tratamento numa única consulta. As crises foram definidas como relatos dos pacientes de dor não controlada com medicação de venda livre ou como aumento do inchaço. Ocorreram dezasseis crises (8%) no grupo de duas visitas contra seis crises (3%) no grupo de uma visita. Isto mostrou uma vantagem para o tratamento com uma visita a um nível de confiança de 95%. Numa segunda comparação, os pacientes de uma visita que tinham previamente recebido tratamento de duas visitas para um molar com necrose pulpar diferente serviram como controlo. Os resultados mostraram que não houve diferença significativa neste subgrupo de 17 pacientes.

20. **Gutierrez JH, Brizuela C e Villota E (1999)**[27] avaliaram e compararam se a sobre-instrumentação seguida de sobrepreenchimento imediato poderia ser um risco potencial no tratamento de canais radiculares infectados. Trinta e cinco dentes humanos com canais

radiculares infectados foram sobre-instrumentados e sobre-preenchidos aproximadamente 45 minutos após a sua extração. Os dentes experimentais foram aumentados até ao tamanho 40 e a sobre-instrumentação e a sobre-obturação foram verificadas com o auxílio de uma lupa. Os espécimes foram fixados em glutaraldeído mais solução de cacodilato de sódio e preparados para exame ao microscópio eletrónico de varrimento. Os resultados mostraram que as bactérias foram detectadas na flauta das limas e principalmente nos ápices radiculares em torno do forame principal, permanecendo firmemente ligadas às lacunas de reabsorção, apesar do facto de os ápices terem sofrido grandes alterações, incluindo fratura ou zipping. Um grupo de controlo constituído por 10 dentes humanos e canais radiculares contendo polpa vital foram também sobre-instrumentados e sobre-preenchidos. Os resultados mostraram que não foram detectadas bactérias nas caneluras das limas, nos ápices ou no cone mestre extrudido que foi sobrepreenchido nestas amostras.

21. **Gilad JZ, Teles R, Goodson M, White RR e Stashenko P (1999)**[28] avaliaram e compararam um dispositivo de administração local recentemente desenvolvido que liberta uma dose substancial de clindamicina nos canais radiculares. As fibras de clindamicina/EVA demonstraram ser eficazes na redução do crescimento de micróbios endodônticos comuns em placas de ágar-sangue e na redução significativa do crescimento de Prevotella intermedia, Fusobacterium nucleatum e Streptococcus intermedius em dentes humanos extraídos, indicando assim o mérito de explorar mais o potencial destas fibras como medicamentos intracanais

22. **Pickenpaugh L, Reader A, Beck M, Meyers WJ e Peterson LJ (2001)**[29] avaliaram e compararam o efeito da amoxicilina profiláctica na ocorrência de surtos endodônticos em dentes necróticos assintomáticos. Setenta pacientes participaram e tinham um diagnóstico clínico de um dente necrótico assintomático com radiolucência periapical associada. Uma hora antes do tratamento endodôntico, os pacientes receberam aleatoriamente 3 g de amoxicilina ou 3 g de um controlo placebo, de forma duplamente cega. Após o tratamento endodôntico, cada paciente recebeu: ibuprofeno; acetaminofeno com codeína (30 mg); e um diário de 5 dias e meio para registar a dor, o inchaço, a dor à percussão e o número e tipo de medicamentos para a dor tomados. Os resultados demonstraram que 10% dos 70 pacientes tiveram um surto caracterizado por dor pós-operatória moderada a grave ou inchaço que começou aproximadamente 30 horas após o tratamento endodôntico e persistiu por uma média de 74 horas. Dos sete pacientes que tiveram surtos, 4 estavam no grupo da amoxicilina

e 3 não. A amoxicilina profiláctica não influenciou significativamente (p = 0,80) o surto endodôntico. Os resultados mostraram que uma dose profiláctica de amoxicilina antes do tratamento endodôntico de dentes assintomáticos e necróticos não teve qualquer efeito sobre o surto endodôntico.

23. **Soares JA e Cesar CA (2001)**[30] avaliaram e compararam as evidências relativas à dor pós-operatória e à exacerbação do tratamento de canal com uma ou várias visitas. Foram pesquisadas as bases de dados CENTRAL, MEDLINE e EMBASE. As listas de referências dos artigos identificados foram analisadas. Foi efectuada uma pesquisa avançada sobre os autores dos artigos identificados. Os trabalhos que citaram estes artigos foram também identificados através do Science Citation Index para identificar investigação primária subsequente potencialmente relevante. Os estudos clínicos incluídos compararam a prevalência/severidade da dor pós-operatória ou da exacerbação no tratamento do canal radicular com uma ou mais visitas. Os dados desses estudos foram extraídos de forma independente. Dezasseis estudos preencheram os critérios de inclusão na revisão, com um tamanho de amostra que variou entre 60 e 1012 casos. A prevalência de dor pós-operatória variou de 3% a 58%. A heterogeneidade entre os estudos incluídos foi demasiado grande para se poder efetuar uma meta-análise e obter resultados significativos. Os resultados mostraram que o tratamento endodôntico com uma consulta mostrou 100% de sucesso clínico, mas apresentou uma taxa reduzida de sucesso radiográfico.

24. **Ree MH (2001)**[31] avaliou e comparou a importância de uma história correta e da avaliação adequada dos testes de diagnóstico, a fim de evitar diagnósticos e tratamentos incorrectos. Além disso, é discutida a gestão dos problemas pós-operatórios num sistema de cuidados de saúde em que os especialistas assumem partes específicas do tratamento. Os materiais de moldagem podem causar uma reação de corpo estranho quando se inserem nos tecidos moles. A recolha da história e a avaliação dos testes de diagnóstico são de extrema importância para evitar um diagnóstico e tratamento incorrectos. Concluiu-se que tanto os médicos de clínica geral como os especialistas têm a responsabilidade de avaliar os doentes com uma visão alargada.

25. **Siqueira JF Jr, Rocas IN, Favieri A, Machado AG, Gahvva SM, Oliveira JC e Abad EC (2002)**[32] avaliaram e compararam a incidência de dor pós-operatória após procedimentos intracanais baseados em uma estratégia antimicrobiana. O resultado mostrou

que não houve diferença quanto à incidência de dor pós-operatória entre o tratamento e o retratamento ($p > 0,01$). Os procedimentos intracanais utilizados neste estudo para o controlo das infecções dos canais radiculares apresentaram uma pequena incidência de dor pós-operatória, nomeadamente de flare-ups, mesmo realizados por alunos de licenciatura em Medicina Dentária sem experiência.

26. **Walton R E (2002)**[33] avaliou e comparou o fenómeno para saber como prevenir a sua ocorrência e gerir o flare-up. No entanto, o fenómeno de exacerbação é complexo e envolve uma série de aspectos. Este artigo de revisão discute estas muitas facetas da exacerbação: definição, incidência, factores, prevenção e como gerir o doente quando a exacerbação ocorre. Não existe uma consistência absoluta na literatura relativamente a todas estas considerações. O artigo apresenta geralmente um consenso dos resultados maioritários ou representa os estudos com as melhores análises.

27. **Alacam T e Tinaz AC (2002)**[34] avaliaram e compararam a incidência de emergências inter-pontas em dentes sintomáticos e assintomáticos com polpas necróticas e a gravidade das erupções, que foi determinada por um método quantitativo utilizando um índice de erupção. Quatrocentos e setenta e quatro pacientes não cirúrgicos foram incluídos neste estudo. Eles apresentavam 170 dentes sintomáticos e 304 assintomáticos com polpas necrosadas. Todos os pacientes foram tratados pelos dois autores. Os pacientes que já haviam tomado antibióticos e/ou analgésicos não foram incluídos no estudo. A idade, o género, a localização do dente e o estado clinicopatológico dos dentes foram registados. Os pacientes que tinham um trato sinusal e o diâmetro das lesões periapicais, se presentes, também foram registados. Aos pacientes foram prescritos 500 mg de diflunisal (duas vezes por dia) (Dolphin-Adilna Sanovel, Turquia) ou um placebo aleatoriamente pelo método duplo-cego, ou nenhuma medicação. A terapêutica endodôntica seguiu um regime clínico rigoroso que incluiu exame, administração de anestésicos locais, isolamento, estabelecimento de acesso adequado a todos os canais, irrigação e desbridamento minuciosos com limas tipo K, limas tipo Hedstrom ou brocas da câmara pulpar e da porção coronal e média dos canais radiculares, colocação de uma lima pequena (lima tipo K #15) 1 mm mais curta do que o comprimento de trabalho previsto (determinado com uma radiografia) para evitar a penetração da constrição apical, e a colocação de Ca(OH)2 como medicação. As aberturas de acesso foram seladas com IRM (Dentsply International, York, PA). O FUI desenvolvido por Rimmer foi utilizado como um guia para a avaliação dos efeitos de vários modos de tratamento e condições clínicas sobre a

gravidade e o aparecimento de crises (Tabela 1). Os valores do índice obtidos em relação ao sexo, idade, localização do dente e condição clínica foram avaliados pelo teste t de Student. Os aspectos clínicos e o status analgésico foram avaliados pela ANOVA. Os resultados mostraram que não houve diferenças significativas na incidência de crises atribuíveis ao género, idade, diâmetro da lesão, toma de analgésicos, placebos ou nenhuma medicação, ou diagnósticos dentários sintomáticos ou assintomáticos pré-operatórios ($p > 0,05$). Houve significativamente mais crises dolorosas nos dentes mandibulares do que nos maxilares ($p < 0,05$).

28. **Chavez de Paz Villanueva LE (2002)**[35] avaliou e comparou a extensão em que o Fusobacterium nucleatum é recuperado dos canais radiculares de dentes que apresentam uma erupção interapontamentos após a instrumentação endodôntica. O estudo incluiu 28 pacientes que procuraram tratamento de emergência após o início da terapia de canal radicular. Foram estudados apenas os dentes não dolorosos que tinham sido tratados devido a uma polpa necrótica e a uma lesão inflamatória periapical. Foram recolhidas amostras do canal radicular para análise bacteriana, transportadas para um laboratório bacteriológico e processadas para uma avaliação semi-quantitativa dos isolados bacterianos. Os achados bacterianos foram correlacionados com a intensidade da dor auto-avaliada, registada através de uma Escala Visual Analógica. A apresentação clínica de tumefação e a presença de exsudado nos canais radiculares tratados também foram relacionadas. Os resultados concluíram que o F nucleatum parece estar associado ao desenvolvimento das formas mais graves de crises endodônticas inter-ponto.

29. **Siqueira JF Jr (2003)**[36] avaliou e comparou os fatores causadores de surtos como injúria mecânica, química e/ou microbiana na polpa ou nos tecidos perirradiculares. Desses fatores, os microrganismos são indiscutivelmente os principais agentes causadores de surtos. Apesar de o hospedeiro não ser capaz de eliminar a infeção do canal radicular, a mobilização e maior concentração dos componentes de defesa nos tecidos perirradiculares impedem a propagação da infeção, sendo comum conseguir-se um equilíbrio entre a agressão microbiana e as defesas do hospedeiro. Existem algumas situações durante a terapia endodôntica em que esse equilíbrio pode ser rompido em favor da agressão microbiana, podendo ocorrer uma inflamação perirradicular aguda. As situações incluem extrusão apical de detritos infectados, alterações na microbiota do canal radicular e/ou nas condições ambientais causadas pelo

preparo quimio-mecânico incompleto, infecções intrarradiculares secundárias e, talvez, o aumento do potencial de oxidação-redução no interior do canal radicular, favorecendo o crescimento exagerado das bactérias facultativas. Com base nessas situações, são propostas medidas preventivas contra surtos infecciosos, como a seleção de técnicas de instrumentação que extrudam menor quantidade de detritos apicalmente; a realização dos procedimentos quimio-mecânicos em uma única consulta; o uso de medicamento antimicrobiano intracanal entre consultas no tratamento de casos infectados; não deixar dentes abertos para drenagem e manter a cadeia asséptica durante todo o tratamento endodôntico. Concluiu-se que o conhecimento das causas microbianas dos surtos e a adoção de medidas preventivas adequadas podem reduzir significativamente a incidência deste fenómeno clínico tão angustiante e indesejável.

30. **De Witte A, De Bruyne M e De Moor R (2003)**[37] avaliaram e compararam o efeito de sobreextensões acidentais e volumosas de pastas de hidróxido de cálcio em lesões e tecidos periapicais no prognóstico da cicatrização periapical. São apresentados onze casos com lesões periapicais e sobreextensão volumosa de hidróxido de cálcio. Os resultados mostraram que, apesar dos relatos da literatura sobre os efeitos deletérios da extensão do hidróxido de cálcio na área periapical, nenhum dos tratamentos endodônticos falhou e a intervenção cirúrgica não foi indicada. Verificou-se que as extensões excessivas de hidróxido de cálcio não desfavoreceram a cicatrização, nenhum dos tratamentos endodônticos falhou, mas a cicatrização foi retardada na maioria dos casos e, num certo número de casos, a extrusão induziu crises imediatas. Por conseguinte, não se recomenda a extrusão deliberada de hidróxido de cálcio nos tecidos periapicais.

31. **Gound TG, Marx D e Schwandt NA (2003)**[38] avaliaram a qualidade do tratamento e a incidência de crises quando os dentes com resina de resorcinol-formaldeído são tratados novamente numa clínica endodôntica de pós-graduação e concluíram que os dentes com obturações de resorcinol-formaldeído podem ser tratados novamente com um bom prognóstico para melhorar a qualidade radiográfica, mas pode ocorrer uma incidência de crises superior à normal.

32. **Ehrmann EH, Messer HH, Adams GG. (2003)**[39] avaliou e comparou a relação entre a dor pós-operatória e três medicamentos diferentes colocados no canal radicular após um

desbridamento biomecânico completo do sistema de canais radiculares em pacientes que se apresentavam para alívio da dor de emergência. Duzentos e vinte e três dentes pertencentes a 221 pacientes que se apresentaram como emergências no Royal Dental Hospital de Melbourne foram incluídos no estudo. A inclusão foi limitada a pacientes com um diagnóstico de necrose pulpar e periodontite apical aguda. Todos os dentes foram submetidos a tratamento convencional do canal radicular, que envolveu a instrumentação dos ápices de cada canal na primeira consulta. Os canais foram instrumentados usando uma técnica de stepback e limas manuais, juntamente com irrigantes usando a solução de Milton (hipoclorito de sódio a 1%) seguida de EDTAC a 15%. Os canais foram secos e um dos três medicamentos a seguir foi inserido no canal em sequência aleatória: Grupo 1: pasta Ledermix (Lederle Pharmaceuticals, Division of Cyanamid, Wolfratshausen, Alemanha); Grupo 2: pasta de hidróxido de cálcio (Calcipulpe, Septodont, França); e Grupo 3: sem curativo. Antes da alta, a dor pré-operatória sentida na noite anterior foi registada utilizando uma escala visual analógica da dor. Os pacientes foram então instruídos a registar o grau de dor sentida 4 horas após o tratamento e diariamente durante mais 4 dias. A pontuação média da dor para os três grupos situava-se entre 42 e 48 antes do início do tratamento. Após 4 dias, a pontuação da dor para o Grupo 2 era de 10, para o Grupo 3 era de 7 e para o Grupo 1 era de 4. O nível médio de dor pré-operatória era de 44,4 (de um máximo de 100) para todos os grupos, e diminuiu 50% (para 22,1) após 24 h. Os doentes do Grupo 1 (Ledermix) sentiram significativamente menos (P = 0,04) dor pós-operatória do que os dos outros dois grupos. Não houve diferença significativa entre o Grupo 2 (hidróxido de cálcio) e o Grupo 3 (sem curativo). Sob as condições deste estudo, os dentes dolorosos com periodontite apical aguda que foram tratados com a pasta Ledermix causaram menos dor do que os pacientes que receberam um curativo de hidróxido de cálcio ou nenhum curativo. Os resultados mostraram que o Ledermix é um medicamento intracanal eficaz para o controlo da dor pós-operatória associada à periodontite apical aguda, com um rápido início de redução da dor.

33. **Seltzer S e Naidorf IJ (2004)**[40] avaliaram e compararam neste artigo uma série de mecanismos hipotéticos que podem ser responsáveis pela dor e inchaço antes e durante a terapia endodôntica. Esses mecanismos podem estar inter-relacionados. Concluiu-se que a IgE pode desencadear uma reação de hipersensibilidade imediata, com manifestações analfíticas típicas (89, 96, 97), enquanto as outras imunoglobulinas podem ou não. A IgE pode ligar-se a receptores nos mastócitos e basófilos dos tecidos, provocando a dogranulação destas células com libertação de mediadores, como o LT, a histamina e o fator quimiotático

eosinofílico da anafilaxia. Embora nem todos estes factores tenham sido detectados na inflamação periapical, foram encontrados mastócitos na pulpite crónica por um grupo de investigadores (98, 99), e foi relatada a presença de IgE na polpa e nas lesões periapicais (80, 82, 89, 97). São indicadas investigações adicionais. Outras possibilidades para os surtos podem ser baseadas na ativação dos sistemas calicreína-cinina e de coagulação, pela ligação de IgG ou IgM a antigénios da superfície celular, e pelo envolvimento subsequente do sistema do complemento.

34. **Yoldas O, Topuz A, Isci AS e Oztunc H (2004)**[41] avaliaram e compararam o efeito do tratamento de canal radicular de 1 ou 2 visitas na dor pós-operatória nos casos de retratamento. Duzentos e dezoito casos que necessitaram de retratamento foram incluídos no estudo. O espaço do canal obturado e não preenchido e o estado dos tecidos periapicais foram avaliados de acordo com o índice PAI. Os pacientes foram subcategorizados em relação à presença ou ausência de dor pré-operatória. Aproximadamente metade de cada categoria foi tratada numa única consulta. Após a remoção dos materiais de obturação dos canais radiculares anteriores e a preparação biomecânica dos canais radiculares, os dentes do grupo de 1 consulta foram obturados na primeira consulta com AH 26 sealer e guta-percha compactada lateralmente, e os do grupo de 2 consultas foram medicados com uma combinação de hidróxido de cálcio e clorexidina e, em seguida, fechados com um material de preenchimento temporário. Uma semana após a consulta inicial, os pacientes foram questionados sobre a ocorrência de dor pós-operatória. O nível de desconforto foi classificado como sem dor, dor ligeira, dor moderada ou dor intensa (exacerbação). Os dados foram analisados estatisticamente através dos testes do qui-quadrado e exato de Fischer. Oito pacientes do grupo de 1 visita e 2 pacientes do grupo de 2 visitas tiveram crises. Houve diferença estatística entre os grupos ($P < 0,05$). Os resultados concluíram que o tratamento endodôntico de duas visitas com medicação intracanal foi eficaz na redução da dor pós-operatória de dentes previamente sintomáticos e diminuiu o número de crises em todos os casos de retratamento.

35. **Oginni AO e Udove CI (2004)**[42] avaliaram e compararam a incidência de crises pós-obturação após procedimentos de tratamento endodôntico de visita única e múltipla, e para estabelecer a relação entre dor pré-operatória e pós-obturação em pacientes encaminhados para terapia endodôntica num hospital universitário nigeriano. Os dados recolhidos incluíram o estado de vitalidade da polpa, a presença ou ausência de dor pré-operatória, entre consultas

e pós-obturação. A dor foi registada como nenhuma, ligeira ou moderada/grave. As crises foram definidas como o relato do paciente de dor não controlada com medicação de venda livre ou como aumento do inchaço. Os doentes foram recordados em três períodos específicos pós-obturação: 1º, 7º e 30º dia. A presença ou ausência de dor, ou o grau adequado de dor, foi registada em cada visita de recordação e no intervalo entre visitas. Os dados compilados foram analisados utilizando o qui-quadrado, quando aplicável. O nível de P </= 0,05 foi considerado significativo. Os resultados mostraram que os dentes com polpas vitais relataram a menor frequência de dor pós-obturação (48,8%), enquanto aqueles com polpas não vitais apresentaram a maior frequência de dor pós-obturação (50,3%), P = 0,9. No entanto, a terapia endodôntica de consulta única demonstrou ser uma alternativa segura e eficaz ao tratamento de consultas múltiplas, especialmente em comunidades onde os pacientes não comparecem após a primeira consulta em que a dor é aliviada.

36. **Tinaz AC, Alacam T, Uzun O, Maden M, Kayaoglu G. (2005)**[2] avaliou e comparou a quantidade de extrusão apical durante a instrumentação manual e a instrumentação rotativa acionada por motor em dentes com constrição apical interrompida. Cinquenta e dois dentes foram divididos em dois grupos com 26 dentes cada. Os dentes de cada grupo foram ainda divididos em dois subgrupos, cujos ápices foram aumentados aproximadamente para um diâmetro de 0,2 mm e 0,4 mm. Um grupo foi instrumentado usando técnica padronizada com limas K e o outro com ProFile .04 Taper Series 29, enquanto se irrigava com hipoclorito de sódio. O modelo de frasco de vidro foi modificado para a recolha de detritos extrudidos e irrigante, bem como para integrar um localizador apical eletrónico nas montagens experimentais. A análise estatística utilizando o teste t de Student não revelou diferença significativa entre a instrumentação com limas K e limas cônicas ProFile .04 ($p > 0,05$). Verificou-se uma tendência com ambas as técnicas para extruir apicalmente mais material à medida que o diâmetro da patência apical aumentava.

37. **Ghoddusi J, Javidi M, Zarrabi MH e Bagheri H (2006)**[43] avaliaram a incidência e a gravidade das crises após o tratamento de dentes sem polpa utilizando hidróxido de cálcio como penso intracanal. Sessenta pacientes com dentes necróticos de raiz única participaram neste estudo. Estes pacientes foram divididos aleatoriamente em três grupos de 20. Os pacientes foram tratados no grupo A numa abordagem de visita única, no grupo B com uma abordagem de duas visitas sem qualquer penso intracanal e no grupo C com uma abordagem

de duas visitas utilizando hidróxido de cálcio como penso intracanal durante uma semana. Todos os pacientes foram seguidos durante 72 horas após cada sessão de tratamento. As informações sobre a incidência e a gravidade da dor e do inchaço foram registadas em tabelas, utilizando uma Escala Visual Analógica modificada para medir a gravidade da dor e uma escala de quatro graus para medir a gravidade do inchaço. Os dados foram analisados pelo teste do qui-quadrado e pelo procedimento GENMODE. Os resultados concluíram que não houve diferença significativa na incidência e gravidade do edema entre os três grupos.

38. **Harikaran J, Sivakumar K, Karthick K, Boopathi T e Sabeena M (2012)**[44] avaliaram e compararam o conhecimento das causas e dos mecanismos subjacentes à dor interapontamentos em endodontia é da maior importância para o clínico prevenir ou gerir corretamente esta condição indesejável. Os factores causais da dor interapontamentos englobam lesões mecânicas, químicas e microbianas na polpa ou nos tecidos perirradiculares, que são induzidas ou exacerbadas durante o tratamento do canal radicular. Este artigo de revisão salienta as várias modalidades de tratamento para o alívio da dor e da tumefação nestas situações, incluindo a pré-medicação, o estabelecimento de drenagem, o alívio da oclusão e a medicação intracanal e sistémica. Concluiu-se que, apesar de se constatar que a exacerbação não tem influência significativa no resultado do tratamento endodôntico, sua ocorrência é extremamente indesejável tanto para o paciente quanto para o clínico, e pode prejudicar a relação clínico-paciente. Portanto, os clínicos devem empregar medidas adequadas e seguir as diretrizes apropriadas na tentativa de prevenir o desenvolvimento de irritações interproximais.

39. **Singh RD, Khatter R, Bal RK, Bal CS. (2013)**[45] avaliou e comparou a eficácia de três medicamentos intracanais diferentes com o placebo no controlo da dor pós-operatória após a preparação completa do canal radicular. O estudo foi realizado em 64 molares inferiores de 64 pacientes com diagnóstico de necrose pulpar e periodontite apical aguda. Após procedimentos quimio-mecânicos utilizando a técnica stepback e hipoclorito de sódio a 1%, os dentes foram randomizados em quatro grupos de tratamento (n=16). No grupo I, os canais foram preenchidos com pasta de hidróxido de cálcio misturada com gel de clorexidina a 2%, o grupo II recebeu gel de clorexidina a 2%, o grupo III foi tratado com pasta de hidróxido de cálcio e o grupo IV não recebeu qualquer penso (controlo). Antes da alta, a experiência de dor pré-operatória foi registada utilizando uma escala visual analógica de dor. Os doentes foram depois instruídos para quantificar o grau de dor sentida 4 horas após o

tratamento e diariamente durante mais 24, 48, 72 e 96 horas. O teste ANOVA de medidas repetidas de duas vias e o teste HSD de Tukey post hoc revelaram que, em cada intervalo de tempo, os grupos I e II foram significativamente mais eficazes na redução dos valores de dor pós-operatória do que os grupos III e IV ($p<0,05$). O teste de Dunnett mostrou que os grupos I e II diferiram significativamente do controlo, enquanto a diferença entre o grupo III e o controlo não foi significativa ($p>0,05$). Os pacientes com necrose pulpar e periodontite apical aguda que tinham sido tratados com clorexidina isolada e hidróxido de cálcio mais clorexidina tiveram menos dor do que os pacientes que tinham um penso de hidróxido de cálcio isolado ou nenhum penso.

40. **Sipavičiūtė E, Manelienė R. (2014)**[46] avaliaram e compararam os diversos fatores causadores da dor interapontamentos, tais como lesão mecânica, química e/ou microbiana da polpa ou dos tecidos perirradiculares. Os microrganismos podem participar da causa da dor interproximal nas seguintes situações: extrusão apical de detritos; instrumentação incompleta que leva a alterações na microbiota endodôntica ou nas condições ambientais; e infecções intrarradiculares secundárias. A dor interproximal deve-se quase exclusivamente ao desenvolvimento de inflamação aguda nos tecidos perirradiculares, em resposta ao aumento da intensidade da lesão proveniente do sistema de canais radiculares. A irritação mecânica do tecido periodontal apical é causada pela instrumentação excessiva do canal radicular e pela extrusão do material de obturação através do forame apical. A medição incorrecta do comprimento de trabalho do canal radicular está intrinsecamente relacionada com estes factores causadores de crises endodônticas. Este artigo de revisão discute estas várias facetas do surto: definição, causas de incidência e factores predisponentes.

41. **Pamboo J, Hans MK, Kumaraswamy BN, Chander S, Bhaskaran S (2014)**[47] avaliou e comparou a incidência de crises (um problema grave que requer uma visita não programada e tratamento) entre os pacientes que receberam tratamento endodôntico no Departamento de Dentisteria Conservadora e Endodontia na faculdade e hospital Vyas Dental, Jodhpur, durante um período de um ano, e também para examinar a correlação com variáveis pré-operatórias e operatórias. Foram recolhidos dados de 1023 dentes de 916 pacientes que tinham recebido tratamento endodôntico durante um período de 12 meses. Foram obtidas informações de cada paciente tratado, incluindo diagnóstico pulpar e perirradicular do dente, presença de dor pré-operatória, tipo de medicação utilizada, tipo de técnica de instrumentação utilizada e número de consultas necessárias para completar o tratamento de canal. Os resultados mostraram uma incidência de 2,35% de flare-ups em 1023 dentes tratados endodonticamente. A análise estatística foi efectuada através do teste do qui-

quadrado. Verificou-se que as crises foram significativamente afectadas pelo sexo do paciente, pela presença de lesões radiolúcidas, pelos pacientes que tomavam analgésicos ou anti-inflamatórios pré-operatórios e pelo tipo de técnica de instrumentação. Em contraste, não houve correlação entre as crises e a idade, diferentes grupos de arcada/dente e endodontia de visita única ou múltipla.

42. **Onay EO, Ungor M, Yazici AC. (2015)**[48] avaliou e comparou a incidência de crises e identificou os factores de risco, incluindo a idade, o sexo, o tipo de dente, o número de canais radiculares, o diagnóstico inicial, o tipo de regime de irrigação, a modalidade de tratamento e o número de visitas, em pacientes que receberam tratamento de canal radicular de janeiro de 2002 a janeiro de 2008. Foram mantidos registos de 1819 dentes pertencentes a 1410 pacientes tratados por 1 especialista em endodontia durante um período de 6 anos. Foram avaliadas as caraterísticas do paciente, do dente e do tratamento e estudadas as relações entre essas caraterísticas e os surtos. A análise estatística foi realizada através do teste do qui-quadrado de Pearson, do teste exato de Fisher e da análise de regressão logística binária. A incidência de surtos foi de 59 (3,2%) em 1819 dentes que receberam terapia endodôntica. Os resultados mostraram que a necrose pulpar sem patogenia periapical foi a indicação mais comum para o flare-up (6 %) (p < 0,01). Os dentes que foram submetidos a múltiplas consultas tiveram um risco maior de desenvolverem surtos em comparação com aqueles com consultas únicas (OR: 3,14, IC: 1,414-7,009, p < 0,01). Também não se registaram diferenças estatisticamente significativas na incidência de crises em relação à idade, sexo, tipo de dente, número de canais radiculares, modalidade de tratamento e soluções de irrigação utilizadas durante o tratamento. A incidência de flare-up é mínima quando os dentes são tratados numa única consulta. A ausência de uma lesão periapical em dentes necróticos é um fator de risco significativo para a recidiva.

43. **Alsomadi L, Al Habahbeh R. (2015)**[49] avaliou e comparou a eficácia da utilização de antibióticos no tratamento pós-endodôntico como um método para aliviar a dor pós-tratamento. Após a conclusão do tratamento endodôntico, 129 pacientes foram divididos aleatoriamente em dois grupos: O grupo A (65 pacientes) recebeu ibuprofeno 400 mg, um comprimido antes do procedimento e um comprimido a cada 8 horas durante o primeiro dia, e depois um comprimido quando a dor fosse indicada. O grupo B (64 doentes) recebeu o mesmo regime que o grupo A, para além de amoxicilina, comprimidos de ácido clavulânico (um comprimido antes do procedimento e depois um comprimido duas vezes por dia durante

um total de 3 dias). Os doentes registaram a intensidade da dor num intervalo de 8 horas utilizando a escala visual analógica (EVA) e o número total de comprimidos de ibuprofeno utilizados. Os resultados mostraram que a prescrição de antibióticos para controlar a dor pós-tratamento endodôntico resulta em menos dor com menor consumo de Ibuprofeno.

44. **Nair M, Rahul J, Devadathan A, Mathew J (2017)**[7] avaliou e comparou a incidência de crises durante o tratamento endodôntico e identificou os factores de risco associados às crises. Foi revisto um total de 1725 pacientes que foram tratados durante o período de 2009-2014 pelo mesmo endodontista. A incidência de crises, a idade, o género, o estado da polpa, a posição do dente, o número de raízes e o tratamento efectuado foram retirados dos registos dentários dos pacientes. Foi examinada a relação entre estes factores e os surtos. A análise estatística foi efectuada através do teste do Qui-quadrado de Pearson e do teste exato de Fisher. Foi registada uma incidência de 2% de crises endodônticas num total de 1725 casos. A idade do paciente, o género e o diagnóstico tiveram um efeito significativo no desenvolvimento de crises ($P < 0,05$). O tipo de dente, a posição do dente, o número de canais radiculares, o número de visitas e a modalidade de tratamento não tiveram efeito significativo na incidência de crises. O diagnóstico desempenha um papel importante na previsão da incidência de surtos. Os resultados mostraram que os pacientes no grupo etário dos 40-60 anos tinham um risco mais elevado de desenvolver crises. As mulheres, em comparação com os homens, são mais propensas a desenvolver crises.

45. **Praveen R, Thakur S, Kirthiga M. (2017)**[50] avaliou e comparou o efeito de uma dose única de pré-tratamento de cetorolac (20 mg), prednisolona (30 mg) e placebo na dor pós-endodôntica em pacientes submetidos a terapia endodôntica para pulpite irreversível ou necrose pulpar utilizando uma escala visual analógica. Noventa e dois indivíduos foram incluídos no presente estudo; 46 indivíduos tinham um diagnóstico pulpar de pulpite irreversível, e os outros 46 tinham necrose pulpar. Os indivíduos foram distribuídos aleatoriamente em 1 dos 3 grupos de medicação pré-tratamento: cetorolaco (20 mg), prednisolona (30 mg) ou placebo. Os fármacos foram administrados 30 minutos antes do procedimento, seguido de um tratamento de rotina de uma única visita ao canal radicular. A dor pré-operatória e pós-operatória foi avaliada utilizando uma escala visual analógica em 6 intervalos de tempo. A comparação entre os diferentes grupos foi efectuada através de uma análise de variância unidirecional seguida do teste post hoc de Tukey. A comparação da dor dentro de cada grupo em vários intervalos de tempo foi realizada utilizando a análise de

variância de medidas repetidas, seguida do teste t emparelhado e da correção de Bonferroni. Ao final de 6 horas, nos casos de pulpite irreversível, o grupo do cetorolaco apresentou uma redução efetiva dos escores de dor em relação aos demais medicamentos. Ao final de 12 horas, o grupo da prednisolona reduziu significativamente os escores de dor em relação aos demais medicamentos.

46. **Jorge-Araújo ACA, Bortoluzzi MC, Baratto-Filho F, Santos FA, Pochapski MT. (2018)**[51] avaliou e comparou o efeito da dose única pré-operatória de ibuprofeno ou dexametasona na dor pós-endodôntica. Sessenta voluntários foram divididos em três grupos (n=20 por grupo): PL, placebo; IB, 400 mg de ibuprofeno; e DE, 8 mg de dexametasona. O resultado primário foi a intensidade da dor pós-endodôntica medida com uma escala de classificação numérica (4, 8, 12, 24 e 48 horas). Os resultados secundários incluíram o número de cartuchos anestésicos utilizados e o consumo de medicação de resgate. Os dados foram analisados por ANOVA de uma via, testes de qui-quadrado e Kruskal-Wallis. Os resultados mostraram que não houve diferença significativa entre os grupos ($p>0,05$) em relação à intensidade da dor. Apenas 37% dos pacientes do grupo IB e 28% dos pacientes do grupo DE utilizaram alguma medicação de resgate. Por outro lado, 74% dos pacientes do grupo PL mencionaram o consumo de medicação de resgate; o grupo PL apresentou uma diferença estatisticamente significativa ($p<0,05$) em comparação com os grupos IB e DE. O número de cartuchos de anestésico utilizados não apresentou diferença estatisticamente significativa entre os grupos ($p>0,05$). Não foram encontradas diferenças significativas na redução da intensidade da dor e no número de cartuchos anestésicos utilizados. Considerando o consumo de medicação de resgate (resultado secundário), a administração pré-operatória de ibuprofeno ou dexametasona reduz a dor e o desconforto pós-endodôntico em comparação com um placebo. A pré-medicação com anti-inflamatórios pode contribuir para o controlo da dor pós-endodôntica, principalmente em pacientes mais sensíveis à dor.

47. **Fuller M, Younkin K, Drum M, Reader A, Nusstein J, Fowler S. (2018)**[52] avaliou e comparou a forma de avaliar a dor pós-operatória utilizando um regime de dose oral de metilprednisolona em pacientes sintomáticos com necrose pulpar e periodontite apical sintomática, uma radiolucência periapical e dor pré-operatória moderada a grave. Cento e vinte e cinco pacientes adultos sintomáticos que se apresentaram para tratamento endodôntico de emergência com um diagnóstico pulpar de necrose e periodontite apical sintomática, uma radiolucência periapical e dor moderada a grave participaram. Todos os pacientes receberam

desbridamento endodôntico completo e foram divididos aleatoriamente em 2 grupos. De forma duplamente cega, os grupos receberam um regime oral de metilprednisolona (96 mg imediatamente após o tratamento, seguido de 48 mg por dia durante 5 dias consecutivos) ou um placebo de lactose. Todos os doentes receberam 600 mg de ibuprofeno e um medicamento de escape contendo opiáceos para tomar se necessário. Os doentes preencheram um diário de 7 dias para registar a dor e o número de medicamentos analgésicos tomados em cada dia. A dor moderada a grave foi sentida por 40% a 50% dos doentes no dia 1 e por 31% dos doentes no dia 2, tendo as classificações de dor diminuído durante os 7 dias seguintes. Não se registaram diferenças estatisticamente significativas nas classificações da dor entre os grupos da metilprednisolona e do placebo.

48. **Suneelkumar C, Subha A, Gogala D (2018)**[53] avaliou e comparou a população, a intervenção, o comparador, o resultado, o momento, o desenho do estudo e a questão de configuração: em pacientes com dor pré-operatória que são submetidos a tratamento endodôntico não cirúrgico de visita única, qual é a eficácia comparativa dos corticosteróides em comparação com outros analgésicos ou placebo na redução da dor pós-operatória e na incidência de eventos adversos. Foram efectuadas pesquisas em bases de dados/electrónicas utilizando as bases de dados PubMed/MEDLINE, Scopus e Cochrane para identificar artigos publicados utilizando as palavras-chave incluídas em várias combinações. Foi efectuada uma pesquisa manual de artigos e o sítio Clinicaltrials.gov também foi pesquisado. Dois revisores independentes avaliaram a elegibilidade para inclusão, extraíram os dados e avaliaram a qualidade utilizando a ferramenta de risco de viés. Quando aplicável, foi efectuada uma meta-análise sobre o tamanho do efeito combinado. A pesquisa na base de dados identificou 481 citações e 37 citações através da pesquisa manual. Após a remoção de duplicados e a análise dos resumos, foram examinados 28 artigos de texto integral. Cinco artigos cumpriram os critérios de inclusão; a análise qualitativa revelou que 4 estudos tinham um risco de viés pouco claro e 1 estudo tinha um baixo risco de viés. Apenas 1 estudo tinha um tamanho de amostra considerável; os outros tinham tamanhos de amostra menores. A meta-análise mostrou que a prednisolona administrada no pré-operatório foi capaz de reduzir a incidência de dor pós-operatória às 6, 12 e 24 horas. Os doentes dos estudos não referiram efeitos adversos.

49. **Veitz-Keenan A, Ferraiolo DM. (2018)**[54] avaliou e comparou a eficácia da dose única de prednisolona e o seu efeito na dor endodôntica pós-operatória. Um ensaio clínico

randomizado, num único centro, duplamente cego, controlado por placebo, envolvendo 400 pacientes. Os critérios de inclusão incluíram pacientes sistemicamente saudáveis, com idades compreendidas entre os 18 e os 35 anos, com molares inferiores com pulpite irreversível sintomática, área periapical radiograficamente normal e sem dor à mordedura ou percussão. O estudo foi aprovado pelo Conselho de Revisão Institucional do Comité de Ética da Faculdade de Medicina Dentária da Universidade do Cairo, Egito. Os pacientes foram recrutados na clínica de ambulatório do Departamento de Endodontia. O Centro independente de Medicina Dentária Baseada em Evidências efectuou a geração da sequência e a ocultação da atribuição. Para a ocultação da alocação, dois comprimidos de cada medicamento foram colocados em recipientes opacos, selados e numerados sequencialmente. Os participantes e os operadores não tinham conhecimento do grupo atribuído durante o estudo. Os estudantes de pós-graduação foram calibrados para actuarem como operadores e os supervisores do departamento de endodontia avaliaram o seu desempenho clínico. Os participantes receberam 40 mg de prednisolona ou comprimidos de placebo 30 minutos antes do tratamento de canal numa única consulta. Os pacientes registaram o nível de dor 6, 12 e 24 horas após o tratamento numa escala visual analógica de 100 mm. Todos os pacientes receberam uma cápsula simulada para tomar, se necessário, como analgésico pós-operatório. Se a dor persistisse, era prescrito um analgésico. O resultado primário foi a incidência de dor pós-operatória em três pontos: 6, 12 e 24 horas. Os resultados secundários foram a intensidade da dor e a incidência do consumo de analgésicos. A redução do risco relativo (RRR) e o número necessário para tratar (NNT) e os respectivos intervalos de confiança (IC) a 95% foram utilizados para representar o risco de incidência de dor. Os resultados mostraram que, dos 670 pacientes avaliados para elegibilidade, 400 foram incluídos no estudo. Apenas dois doentes dos 400 foram perdidos no seguimento, tendo sido incluídos na análise 398 doentes (grupo da prednisolona = 198; grupo de controlo = 200); 259 eram mulheres e 141 homens. A idade média foi de 29,45 -/+ 3,7 anos no grupo da prednisolona e de 28,97 -/+3,61 anos no grupo de controlo. Não houve diferença significativa entre os dois grupos relativamente à idade média (P = 0,164), distribuição por género P = 0,123) ou tipo de dente (P = 0,56).

50. **Konagala RK, Mandava J, Pabbati RK, Anupreeta A, Borugadda R, Ravi R. (2019)**[55] avaliou e comparou a eficácia da dose única pré-operatória de anti-inflamatório não esteroide, piroxicam (20 mg), com dois tipos de medicamentos corticosteróides - dexametasona (4 mg) ou deflazacort (30 mg) - para a prevenção e controlo da dor pós-endodôntica. Um total de 132 voluntários selecionados para terapia não cirúrgica do canal

radicular foram divididos aleatoriamente nos quatro grupos seguintes (n = 30 cada) de acordo com a medicação pré-operatória administrada: Grupo 1, piroxicam (20 mg); Grupo 2, dexametasona (4 mg); Grupo 3, deflazacort (30 mg); e Grupo 4, placebo. Os medicamentos pré-operatórios foram administrados 1 hora antes do início do tratamento endodôntico padrão. Os pacientes foram instruídos a preencher um diário de dor usando a Escala Visual Analógica no pré-operatório e em intervalos de 6, 12, 24, 48 e 72 horas após a instrumentação do canal radicular. A correlação entre a dor endodôntica pré-operatória e a dor pós-operatória e a comparação entre pares de quatro grupos foi avaliada pelo teste de análise de variância de Kruskal-Wallis seguido pelo teste U de Mann-Whitney. Os resultados mostraram que, em comparação com o grupo placebo, o piroxicam, a dexametasona e o deflazacorte resultaram numa redução estatisticamente significativa da dor pós-endodôntica às 6, 12 e 24 horas ($P < 0{,}05$).

51. **Lopes LPB, Herkrath FJ, Vianna ECB, Gualberto Júnior EC, Marques AAF, Sponchiado Júnior EC. (2019)**[56] avaliou e comparou o efeito da terapia de fotobiomodulação (PBM) com a irradiação laser de baixa intensidade (LLLI) na dor pós-operatória após o tratamento endodôntico. Sessenta pacientes, diagnosticados com pulpite irreversível em dentes molares inferiores, participaram do estudo. Todos os tratamentos foram efectuados por um único operador. Os participantes foram divididos aleatoriamente em dois grupos: no grupo experimental (GE), o tratamento endodôntico foi realizado com um sistema reciprocante, imediatamente seguido de PBM com LLLI; e no grupo de controlo (GC) foi realizado apenas o tratamento endodôntico. A dor pós-operatória foi avaliada por um segundo examinador, cego, utilizando duas escalas: escala de avaliação verbal (VRS) e escala de avaliação numérica (NRS). A avaliação foi realizada às 6, 12 e 24 horas após o tratamento. Os dados foram analisados através dos testes do qui-quadrado, exato de Fisher, Mann-Whitney, ordinal e análises de regressão não paramétricas. Os resultados mostraram que, na prevalência de dor, a diferença entre os grupos foi significativa para as avaliações realizadas após 6 h (p = 0,04) e 24 h (p = 0,02). A diferença após 24 h permaneceu significativa após a estratificação por sexo e extrusão do material de preenchimento. O aumento da intensidade da dor foi associado à extrusão do material obturador do canal radicular para a região periapical nas duas escalas utilizadas.

52. **Emara RS, Abou El Nasr HM, El Boghdadi RM. (2019)**[57] avaliou e comparou o efeito da redução oclusal na dor pós-operatória após o tratamento de canal radicular de duas visitas em dentes mandibulares posteriores com pulpite irreversível sintomática e periodontite apical sintomática num ensaio clínico aleatório. Este ensaio foi realizado na clínica ambulatória do Departamento de Endodontia da Faculdade de Medicina Oral e Dentária da Universidade do Cairo, no Egito. Quarenta e quatro pacientes diagnosticados com pulpite irreversível sintomática e periodontite apical sintomática foram distribuídos aleatoriamente em dois grupos iguais. As superfícies oclusais dos dentes do grupo de intervenção foram reduzidas, enquanto que as do grupo de controlo foram mantidas intactas. A instrumentação do canal foi concluída na primeira visita, utilizando limas rotativas de níquel-titânio Revo-S, e a intensidade da dor foi avaliada utilizando uma escala visual analógica (EVA) às 6, 12, 24 e 48 h. A obturação do canal foi concluída 7 dias mais tarde, e a intensidade da dor foi avaliada às 6 e 12 h. Foi administrado um placebo e foram prescritos analgésicos para serem administrados em caso de dor pós-operatória grave. Os dados foram analisados utilizando o teste t independente, o teste do qui-quadrado e o teste exato de Fisher. Os resultados mostraram que os valores médios de dor nos dois grupos estavam associados a uma diminuição contínua significativa ao longo do tempo. Após a instrumentação e a obturação do canal, as pontuações médias de dor no grupo de intervenção foram inferiores às do grupo de controlo em todos os períodos de seguimento e esta diferença só foi significativa às 12 horas (P = 0,021 e P = 0,015, respetivamente).

53. **Balevi B (2019)**[58] avaliou e comparou a gestão da dor pós-tratamento endodôntico através da eliminação dos contactos oclusais do dente. Quarenta e quatro pacientes adultos (32 do sexo feminino: 12 do sexo masculino) com pulpite irreversível com periodontite periapical num dente posterior mandibular, que estavam a ser submetidos a um protocolo de tratamento endodôntico de duas visitas, foram divididos aleatoriamente em dois grupos. O grupo de intervenção (n = 22) teve a superfície oclusal reduzida no dente tratado e o grupo de controlo (n = 22) não teve. O resultado primário foi a intensidade da dor após o tratamento endodôntico, que foi medida através de uma escala visual analógica (EVA). Esta foi medida 6, 12, 24 e 48 horas após a primeira visita, e 6 e 12 horas após a segunda visita. O estudo também investigou a proporção de doentes que tomaram comprimidos analgésicos no pós-operatório. Os resultados mostraram que a intensidade da dor 12 horas após a primeira e a segunda visitas era estatisticamente mais baixa no grupo de intervenção em comparação com o grupo de controlo. A proporção de pacientes que registaram a toma de analgésicos não foi

significativamente diferente entre os dois grupos. A redução oclusal parece reduzir os níveis de dor pós-tratamento radicular em dentes mandibulares posteriores 12 horas após a cirurgia, mas de outra forma faz pouca diferença.

54. **Stamos A, Drum M, Reader A, Nusstein J, Fowler S, Beck M (2019)**[59] avaliou e comparou o ibuprofeno versus uma combinação de ibuprofeno/acetaminofeno para controlo da dor pós-operatória num modelo de paciente específico para dentes diagnosticados com pulpite irreversível sintomática e periodontite apical sintomática. Cento e dois pacientes com dor moderada a grave num dente posterior maxilar ou mandibular diagnosticado com pulpite irreversível sintomática e periodontite apical sintomática foram incluídos. Após a administração de anestesia local, foi efectuada uma limpeza endodôntica completa e moldagem. Os pacientes foram aleatoriamente designados para receber comprimidos de aparência idêntica de ibuprofeno 200 mg ou uma combinação de ibuprofeno 200 mg/acetaminofeno 216,7 mg com instruções para tomar 3 comprimidos de 6 em 6 horas, conforme necessário para a dor. Os doentes receberam também uma receita para um medicamento de escape a tomar se os medicamentos do estudo não controlassem adequadamente a sua dor. Foi utilizado um diário de 4 dias para registar as classificações da dor e a utilização da medicação. A dor moderada a grave foi sentida por 59-61% dos doentes no dia 1 do pós-operatório e por 50-57% dos doentes no dia 2, tendo as classificações de dor diminuído nos 2 dias seguintes. Os resultados mostraram que não houve diferenças estatisticamente significativas entre os dois grupos na dor pós-operatória, na dor de percussão ou no uso de medicamentos. Não houve diferença entre o ibuprofeno e a combinação de ibuprofeno/acetaminofeno na redução da dor pós-operatória após desbridamento endodôntico em pacientes com pulpite irreversível sintomática e periodontite apical sintomática.

55. **Arslan H, Ahmed HMA, Yıldız ED, Gündoğdu EC, Seçkin F, Arslan S. (2019)**[60] avaliou e comparou o efeito da acupuntura pré-operatória na dor pós-operatória em dentes molares com periodontite apical sintomática. Trinta pacientes com periodontite apical sintomática com uma dor pré-operatória e de percussão da escala visual analógica (VAS) superior a 60 foram incluídos neste estudo. Os pacientes foram distribuídos aleatoriamente em dois grupos: G1, acupunctura real; e G2, placebo (acupunctura simulada). Após 15 minutos de aplicação, foi realizado o tratamento de canal. Foi utilizada uma análise de regressão logística para determinar a(s) variável(eis) (grupo, idade, género, número de dentes, dor pré-operatória, dor de percussão pré-operatória e estado radiográfico) que controla(m)

significativamente a dor pós-operatória. Foram efectuados os testes de qui-quadrado, Mann Whitney U e t independente para analisar os dados, e o nível de significância foi fixado em 0,05 ($P = 0,05$). Os resultados mostraram que a acupunctura reduziu os níveis de dor pré-operatória e de percussão significativamente mais do que o grupo placebo em todos os intervalos de dias ($P < .05$). Para a dor pós-operatória no seguimento de 7 dias, a dor variou de "ligeira" a "sem dor" no G1, em comparação com "moderada" a "mínima" no G2. Apenas um paciente necessitou de analgésicos no pós-operatório no grupo da acupunctura, em comparação com oito pacientes no grupo do placebo.

56. **Akhlaghi N, Azarshab M, Akhoundi N, Meraji N. (2019)**[61] avaliou e comparou o efeito da infiltração bucal de cetorolac na dor pós-endodôntica de pacientes com pulpite irreversível sintomática nos primeiros/segundos molares inferiores. Foram avaliados 60 pacientes que cumpriam os critérios de inclusão. Depois de receberem um bloqueio padrão do nervo alveolar inferior (BNAI) seguido de uma injeção de infiltração bucal com lidocaína, metade dos participantes recebeu aleatoriamente uma infiltração bucal suplementar de 30 mg/mL de trometamina de cetorolac e a outra metade recebeu uma infiltração bucal de solução salina normal adjacente à região periapical do dente a ser tratado. Posteriormente, todos os participantes receberam um tratamento de canal numa única visita. Os níveis de dor pré e pós-operatória (imediatamente após o tratamento, e às 2, 4, 6 e 24 horas) foram avaliados através da escala visual analógica de Heft-Parker (HP-VAS). O consumo de analgésicos também foi registado. Os dados foram analisados estatisticamente usando ANOVA de medidas repetidas e testes de Friedman. O nível de significância foi fixado em $P < 0,05$. Os resultados mostraram que houve uma diferença significativa na dor pós-operatória entre os dois grupos nas avaliações gerais e em cada intervalo de tempo. Dos pacientes que receberam cetorolaco, 60% (18/30) não necessitaram de nenhum consumo de analgésico até 24 horas de pós-operatório, enquanto esse número foi de 43% (13/30) para o grupo placebo.

57. **Kaladi SR, Tegginmani V, M M, Mitta S, Chigadani P, Viswanadhan A. (2019)**[62] avaliou e comparou os efeitos da administração pré-operatória de ibuprofeno e cetorolac na eficácia da IANB em pacientes com pulpite irreversível. Métodos Um total de 60 pacientes diagnosticados com pulpite irreversível de um dente posterior mandibular receberam aleatoriamente cápsulas idênticas de 400 mg de ibuprofeno ou 20 mg de cetorolac ou um placebo 1 hora antes da administração de um BNAI convencional. O acesso foi iniciado após a obtenção de dormência labial profunda. O sucesso foi definido como ausência de dor, dor

ligeira, moderada ou grave (registos da escala de classificação verbal) no acesso à dentina, polpa e desbridamento. Os resultados mostraram que o cetorolac foi associado a uma eficácia superior na redução da dor quando comparado com o ibuprofeno e o placebo em todos os parâmetros, nomeadamente a dentina, a polpa e o desbridamento do canal.

58. **Shamszadeh S, Asgary S, Shirvani A, Eghbal MJ (2021)**[63] avaliou e comparou a eficácia dos antibióticos orais profiláticos no tratamento dos sintomas endodônticos pós-operatórios em adultos com polpa necrótica. Uma pesquisa sistemática até abril de 2020 foi realizada para encontrar todos os ensaios clínicos randomizados (RTCs) comparando antibióticos orais com placebo para gerenciar os sintomas pós-endodônticos. As medidas de resultado foram dor pós-operatória, inchaço e/ou a combinação de dor e inchaço em diferentes acompanhamentos. As diferenças médias padronizadas (SMDs) e os intervalos de confiança (ICs) de 95% foram estimados utilizando o método de variância inversa de efeito aleatório. Foi efectuada uma análise adicional se existisse heterogeneidade ($P < .05$). Os resultados mostraram que, para a dor pós-endodôntica, foram incluídos 8 ECRs ($n = 690$). A prescrição de antibióticos não teve efeito significativo sobre a dor endodôntica às 6, 12, 24, 48 e 72 horas de pós-operatório. Relativamente ao inchaço pós-endodôntico, foram incluídos 4 RCTs ($n = 149$). A prescrição de antibióticos não teve efeito significativo no edema endodôntico nas 24, 48 e 72 horas pós-operatórias. Para a dor e edema combinados, não foi efectuada qualquer meta-análise.

59. **Aksoy F, Ege B. (2022)**[64] avaliou e comparou os efeitos de doses únicas submucosas de dois medicamentos na dor pós-operatória após o tratamento do canal radicular em dentes molares mandibulares com pulpite irreversível sintomática. Neste ensaio clínico aleatório, controlado e duplamente cego, foram incluídos 90 pacientes com o diagnóstico de pulpite irreversível sintomática nos primeiros ou segundos molares inferiores, divididos aleatoriamente em três grupos ($n = 30$): um grupo de controlo que recebeu soro fisiológico e dois grupos experimentais que receberam uma dose única de tramadol (100 mg 2 mL^{-1}) ou de dexametasona (8 mg 2 mL^{-1}). Após anestesia local e antes do tratamento, foram administradas injecções submucosas na prega mucobucal adjacente aos molares inferiores, e foi realizado um procedimento de rotina de tratamento de canal radicular de visita única em todos os grupos. Após os tratamentos de canal radicular, foi pedido aos pacientes que classificassem o seu nível de dor utilizando a escala visual analógica de Heft-Parker (0-170 mm) às 6, 12, 24, 48 e 72 h. Os grupos experimentais foram comparados utilizando a anova

de uma via ou o teste H de Kruskal-Wallis. Os grupos que eram significativamente diferentes foram comparados em pares utilizando o teste t de Student ou o teste U de Mann-Whitney. Os resultados foram expressos como média ± desvio padrão ou mediana (min-max). As variáveis categóricas foram testadas utilizando o teste do qui-quadrado ou o teste do qui-quadrado exato de Fisher, e os resultados foram expressos em contagens e percentagens. Os resultados mostraram que, nos intervalos de tempo de 6 e 48 horas, a intensidade da dor foi significativamente menor nos grupos da dexametasona e do tramadol do que no grupo de controlo ($P < 0,0167$). No final das 12 horas, o nível de dor no grupo da dexametasona foi significativamente menor em comparação com os outros grupos ($P < 0,0167$).

60. **Krishnan Amudha Lakshmi, Golla Usha Rao, Mahalakshmi Jayaraman, Annapoorani Ramdhas (2020)**[6] avaliou e comparou os vários factores para a ocorrência de erupções endodônticas e a forma de as prevenir. A sua incidência pode variar entre 1,4% e 50%. A origem multicausal destes surtos inclui os factores microbianos, os factores do paciente e os factores do tratamento. Entre estes, os microrganismos desempenham um papel fundamental. A principal razão para a dor entre consultas é o desenvolvimento de uma inflamação aguda na região do tecido perirradicular em resposta a qualquer irritação proveniente do sistema de canais radiculares. Concluiu e propôs as várias medidas preventivas e estratégias de tratamento contra os surtos. Ter um conhecimento proficiente sobre os factores etiológicos e a gestão destas crises pode ajudar a reduzir a ocorrência deste acontecimento abominável.

61. **Dr. Anil K Tomer, Dr. Nivedita Saini, Dr. Shivangi Jain, Dr. Geetika Sabharwal e Dr. Ayan Guin (2021)**[5] Embora haja um desenvolvimento no campo da endodontia, ocorre um surto endodôntico. A ocorrência de surtos após o tratamento endodôntico é de 1,4% a 16%. Os microrganismos são os principais agentes causadores de flare up. A ocorrência de flare up é extremamente indesejável tanto para o paciente quanto para o dentista. O dentista deve seguir as diretrizes e medidas adequadas para evitar a ocorrência de crises pós-operatórias. Os factores etiológicos da inflamação pós-endodôntica, que são mecânicos, químicos e microbianos, são diretamente interdependentes. A ocorrência de surtos é também determinada por factores demográficos, condições da polpa e do periápice, estado de saúde, sintomas clínicos, número de consultas, etc. Todos estes factores são influenciados pelo surto endodôntico, pelo que a prevenção não pode ser garantida através do cumprimento de um protocolo de tratamento específico.

62. **Bassam S, El-Ahmar R, Salloum S, Ayoub S. (2021)**[4] avaliou e comparou os vários factores relativos à etiologia dos surtos endodônticos. Apesar dos avanços no campo da endodontia, o surto entre consultas continua a ser um verdadeiro pesadelo para todos os dentistas. Esta complicação começa algumas horas ou dias após os procedimentos de canal radicular e é caracterizada pelo desenvolvimento de dor e/ou inchaço, exigindo uma consulta não programada para tratamento de emergência. Diferentes estudos demonstraram que as crises representam um fenómeno multifatorial que inclui factores mecânicos, químicos e microbianos. Além disso, foi encontrada uma correlação entre a inflamação e a idade, o género, o tipo de dente, a presença de dor pré-operatória, a condição do dente antes do tratamento, as técnicas de irrigação, o número de consultas, bem como a medicação intracanal. Além disso, a ingestão de alguns medicamentos provou ser eficaz no controlo desta dor pós-operatória. No entanto, ainda não foi estabelecido um procedimento claro para evitar a sua ocorrência. Nesta revisão, resumimos o conhecimento sobre a etiologia do flare-up e os seus factores relacionados. Isto pode ser eficaz para ajudar os dentistas a adaptar algumas estratégias para o evitar.

63. **Magar SS Sr, Alfayyadh AY, Alruwaili KK, Almunahi HFF, Alsharari AHL, Magar SP. (2022)**[1] avaliou e comparou a incidência de erupções e os factores de risco associados durante o tratamento endodôntico. O presente estudo retrospetivo avaliou 1000 pacientes de ambos os géneros relativamente a crises endodônticas. Os casos de exacerbação foram os pacientes que apresentavam inchaço ou dor no período de 1 a 3 dias após uma consulta de tratamento endodôntico e que necessitavam de uma consulta de urgência para aliviar os sintomas. Após o registo dos dados, estes foram submetidos a uma análise estatística para avaliar os factores relacionados, a causa da crise e a taxa de incidência, utilizando o teste exato de Fisher e o teste do qui-quadrado. No presente estudo, a taxa de incidência de crises é de 9,4%. Os resultados mostraram que a maioria dos surtos ocorreu nos dentes molares, seguidos pelos dentes anteriores e 6,7% (n=30) dos dentes pré-molares. Relativamente ao número de canais, foi observado em 13,6% (n=24) dos casos com canais múltiplos, 5,5% (n=12) dos casos com dois canais e 9,6% (n=58) dos casos com um único canal. Em pacientes sem histórico médico, os surtos foram significativamente menores em comparação com pacientes com histórico médico ($p<0,001$). Um número significativamente maior de crises ocorreu nos dentes com necrose pulpar com lesões periapicais, com 45,9% (n=34) ($p<0,001$).

64. **Wagh KS, Warhadpande MM, Dakshindas DM (2022)**[65] avaliou e comparou a prevalência de flare-up endodôntico após a colocação de medicamento intracanal em dentes permanentes submetidos a tratamento endodôntico. Foi realizada uma pesquisa abrangente na MEDLINE através da PubMed, Cochrane, EBSCOhost e Google Scholar de 31 de julho de 1999 a 31 de julho de 2019 para identificar ensaios aleatórios envolvendo o uso de medicamentos intracanais em dentes submetidos a tratamento de canal radicular. Os títulos e resumos de todos os artigos recuperados foram examinados por dois revisores independentes, e os estudos irrelevantes foram excluídos. Os textos completos dos estudos elegíveis foram obtidos e avaliados exaustivamente. Foram incluídos 17 ensaios clínicos aleatórios com 2665 indivíduos. Foi feita uma síntese narrativa dos resultados obtidos nos estudos, centrada principalmente nos pormenores da intervenção. A heterogeneidade das caraterísticas anteriormente mencionadas foi avaliada através do teste do Qui-quadrado e da estatística I^2. Os resultados mostraram que a colocação de medicação intracanal não foi associada à ocorrência de dor.

DEFINIÇÕES DE FLARE UP

Um surto é uma exacerbação aguda de uma patose pulpar/periapical assintomática após o início ou a continuação do tratamento do canal radicular.

INGLE\ COHEN

Exacerbação aguda da patologia peri-radicular após o início ou a continuação do ECR. Uma vez que as definições de exacerbação variam, o mesmo acontece com a incidência registada de tais exacerbações (variando de 1,4% a quase 45%).

A ASSOCIAÇÃO AMERICANA DE ENDODONTISTAS

Uma exacerbação pode ser definida como dor ou inchaço dos tecidos moles faciais e da mucosa oral na área do dente tratado endodonticamente que ocorre dentro de algumas horas ou alguns dias após o tratamento endodôntico.

REVISTA DE MEDICINA DENTÁRIA CONSERVADORA 2022

CLASSIFICAÇÃO DOS SURTOS

CRISE DE PRÉ-TRATAMENTO

Trata-se de situações em que o doente é observado inicialmente com dor e/ou inchaço intensos. Os problemas surgem tanto no diagnóstico como no tratamento.

INTER-NOMEAÇÃO E PÓS-NOMEAÇÃO FLARE UP

Também conhecido como "surto", este problema ocorre após uma consulta de endodontia. Embora seja um acontecimento perturbador, é mais fácil de gerir porque o dente agressor já foi identificado e o diagnóstico foi previamente estabelecido. Além disso, o médico tem conhecimento do procedimento anterior e estará mais apto a corrigir o problema.

INCIDÊNCIA E PREVALÊNCIA DE CRISES

De acordo com dados de investigação, a taxa de recidiva após o tratamento endodôntico varia entre 1,4% e 16%, podendo atingir até 50% em algumas investigações.[46]

Os dados acima apresentados podem variar de publicação para publicação, uma vez que dependem do estudo prospetivo e retrospetivo, da metodologia utilizada, dos critérios e da avaliação da dor e da tumefação, da experiência do dentista, do número de visitas necessárias para concluir o tratamento endodôntico, do momento em que a dor foi registada e da hora em que o tratamento endodôntico foi efectuado.[5]

A sua incidência tem uma relação direta com a patogénese e os sinais/sintomas pré-operatórios do paciente. Os pacientes com polpa vital sem patogénese periapical tiveram a frequência mais baixa e os pacientes com polpa necrótica e periodontite aguda tiveram a frequência mais elevada.[6]

Num estudo realizado por Pamboo J et al em 2014, foram observadas as seguintes inferências. Este estudo mostrou uma baixa incidência de flare-ups de 2,35%. A idade não tem influência na ocorrência de crises. As mulheres sentiram mais dor em comparação com os homens e também tiveram baixos níveis de limiar de dor. As crises endodônticas são mais prevalentes em mulheres com menos de 20 anos de idade, geralmente em incisivos laterais superiores, molares inferiores com lesão periapical grande e retratamento de tratamento de canal anterior. Os dentes posteriores na arcada mandibular sentiram mais dor devido à presença de um maior número de canais e de canais radiculares bifurcados.[47]

Outro estudo realizado por Magar SS et al em 2022 concluiu que a maioria dos
Os autores afirmaram que a maior parte dos casos de flare up ocorreu nos dentes molares, seguidos pelos dentes anteriores e depois pelos pré-molares. Em relação ao número de canais, os autores afirmaram que a exacerbação foi maior nos casos com múltiplos canais, seguidos dos casos com dois canais e depois com um único canal. Em relação ao tratamento, a maioria dos surtos ocorreu em casos de tratamento endodôntico inicial, seguido de dentes submetidos a tratamento reendodôntico, depois em tratamento endodôntico iniciado anteriormente e em

nenhum caso de tratamento endodôntico intencional. Ao avaliar a história médica, nos indivíduos sem história médica, os surtos foram significativamente menores em comparação com os indivíduos com história médica. Em relação ao diagnóstico, o número significativamente maior de surtos foi observado nos indivíduos com necrose pulpar com lesão periapical, seguido de necrose pulpar com tecido periapical normal, cada um com pulpite irreversível assintomática e pulpite irreversível sintomática e, por último, nos casos com pulpite crónica irreversível. [1]

Num estudo realizado por Onay E O et al 2015, não houve diferenças estatisticamente significativas na incidência de crises em relação à idade, género, tipo de dente, número de canais radiculares e agentes químicos utilizados para irrigação. Também não houve diferença em relação à ocorrência de
de recidiva entre o grupo de tratamento inicial e o grupo de retratamento. Necrose pulpar sem a patose periapical foi a indicação mais comum para os surtos, seguida da necrose pulpar com patose periapical e da pulpite irreversível.[48]

Num estudo realizado por Nair M et al 2017, a pulpite irreversível assintomática apresentou o risco mais elevado de desenvolver crises, seguida de polpa necrosada com lesão periapical e depois em casos sem lesão periapical.
Os doentes do grupo etário dos 50-59 anos, seguidos do grupo etário dos 40-49 anos, apresentaram uma maior
tendência para desenvolver crises. Além disso, os surtos eram mais comuns nas mulheres do que nos homens. [7]

A melhor forma de encarar a existência deste risco "flare up" é adoptando algumas estratégias de prevenção, antes de entrarmos nisso devemos conhecer em detalhe quais as causas do mesmo.[4]

ETIOLOGIA DOS SURTOS

Está amplamente estabelecido que o surto é um fenómeno multifatorial que pode estar associado a,

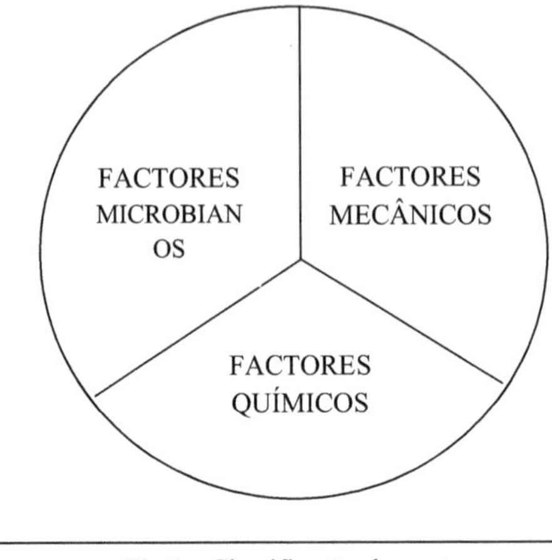

Fig 1:- Classificação dos surtos

A maioria dos casos de exacerbação ocorre como resultado de uma inflamação perirradicular aguda secundária a procedimentos intracanais. A inflamação perirradicular aguda pode desenvolver-se como resultado de qualquer tipo de insulto do sistema de canais radiculares, independentemente do tipo de fator.[4] Os factores acima enumerados estão inter-relacionados e são diretamente interdependentes.

FACTORES MICROBIANOS-

A complexidade da anatomia do canal radicular (canais acessórios, deltas apicais) funciona como um desafio para o endodontista na realização de um tratamento de canal radicular.[5] Devido à sua anatomia complicada e à elevada densidade de bactérias, diz-se que a área apical do canal radicular é "perigosa" para as bactérias patogénicas, o hospedeiro e o dentista.

Várias espécies de microorganismos proliferam na área apical do canal radicular. A densidade microbiana em 5 mm da área apical da raiz pode atingir até 106 bactérias, com predominância de microrganismos anaeróbios. Num caso de periodontite apical assintomática, observa-se um equilíbrio entre a microflora infecciosa e os mecanismos de defesa do sistema imunitário humano nos tecidos periodontais. Este fenómeno é designado por "síndrome de adaptação local". Durante a preparação quimio-mecânica do canal radicular, depois de os detritos infectados serem extrudidos do forame apical para os tecidos perirradiculares, observa-se uma inflamação devido ao desequilíbrio entre os microrganismos e o sistema imunitário humano causado pelos irritantes que se infiltram no tecido periodontal apical. Isto provoca a dilatação dos vasos, aumentando a sua permeabilidade e o início da quimiotaxia das células inflamatórias.[46]

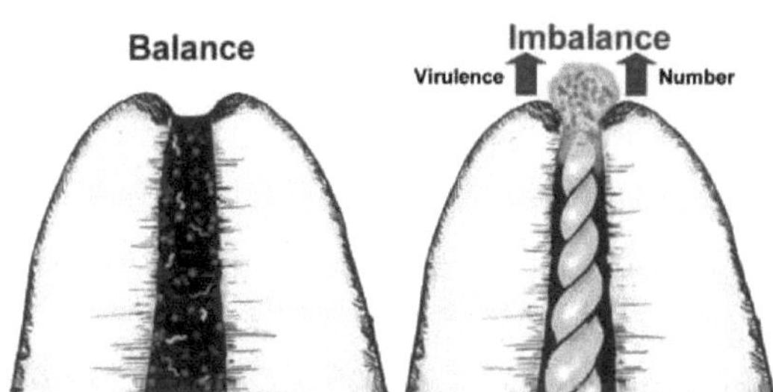

Fig 2:- A extrusão apical de microrganismos e/ou seus produtos durante procedimentos quimio-mecânicos pode induzir inflamação perirradicular aguda para restabelecer o equilíbrio entre agressão e defesa. Essa resposta depende tanto do número quanto da virulência dos microrganismos extruídos.

Foram encontradas espécies de Porphyromonas, Prevotella e F. nucleatum em lesões perirradiculares sintomáticas. As espécies Peptostreptococcus e Eubacterium foram observadas em dentes que apresentavam sensibilidade à percussão.[35]

Existem muitas provas de que algumas bactérias anaeróbias gram-negativas, especialmente as BPB (bactérias de pigmentação negra), estão intimamente associadas à etiologia de lesões perirradiculares sintomáticas, incluindo casos de abcesso perirradicular agudo. Existe uma baixa especificidade nas infecções anaeróbias e numerosas combinações de espécies bacterianas orais normalmente pouco virulentas têm a capacidade de induzir uma infeção aguda no canal radicular e nos tecidos periapicais. A baixa virulência é compensada pelo aumento do número de bactérias através do crescimento e da multiplicação e pela natureza polimicrobiana da infeção endodôntica primária.[46]

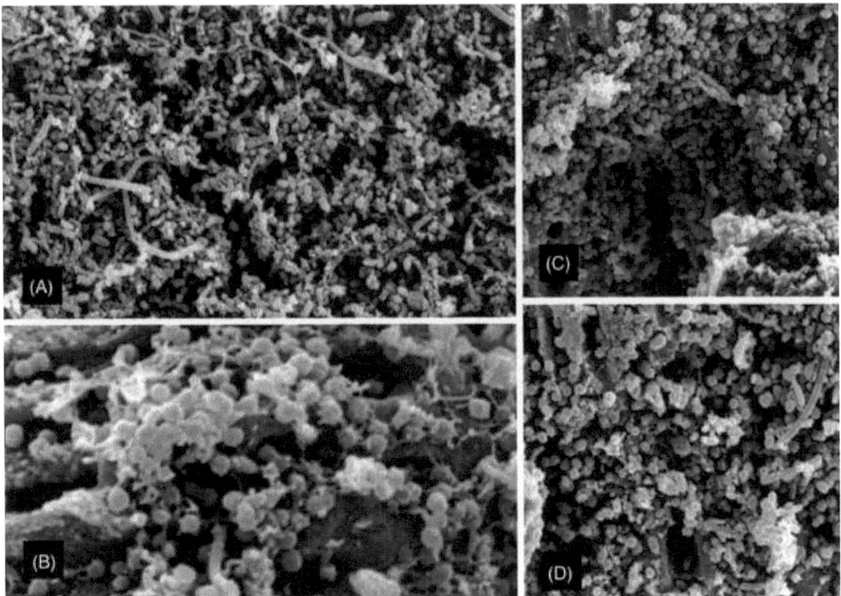

Fig 3:- Micrografias electrónicas de varrimento mostrando a organização bacteriana nos canais radiculares associada a lesões perirradiculares. (A) Comunidade bacteriana mista composta por diferentes morfotipos, assemelhando-se a comunidades clímax (ampliação original x 3300). (B) Colónia composta principalmente por cocos e também por bacilos escassos, aderidos à dentina. Algumas células estão a invadir os túbulos dentinários (ampliação original x 4000). (C e D) Comunidades bacterianas mistas predominadas por formas cócicas aderidas às paredes dentinárias na parte apical do canal radicular (ampliações originais x 1700 e x 1800, respetivamente).

O crescimento concomitante de bactérias através do forame apical para os tecidos perirradiculares não pode ser evitado, uma vez que as bactérias se encontram numa fase de crescimento ativo. O crescimento pode até ser estimulado por factores do hospedeiro, tais como componentes sanguíneos e soro. Também pode ocorrer (1) Se o canal radicular não for adequadamente preparado quimio-mecanicamente, (2) Se os canais não forem preenchidos com medicamentos intracanais entre as visitas, neste caso a interação sinérgica dos micróbios no canal radicular muda, activando assim os genes de virulência das estirpes patogénicas e causando um aumento da resposta inflamatória. (3) Se as regras de assepsia não forem seguidas durante o tratamento endodôntico, (4) Se a higiene bucal do paciente for insuficiente, (5) se trabalhar sem sistema de dique de borracha, (6) se houver tecido cariado não limpo (7) Se houver uma obturação antiga não hermética entre consultas ou após o tratamento, se for deixada por mais de duas semanas, pode ser uma causa de dor pós-operatória e de inflamação. [4,46]

Existem algumas circunstâncias especiais em que os microrganismos podem causar crises. A discussão que se segue diz respeito a estas situações específicas.

1. Extrusão apical de detritos infectados

A extrusão apical de detritos infectados para os tecidos peri-radiculares é uma das causas mais comuns de dor pós-operatória. Nos casos assintomáticos, existe um equilíbrio entre a agressão bacteriana e a defesa do hospedeiro. Durante a preparação quimio-mecânica, quando os detritos infectados são extrudidos, este equilíbrio é quebrado, pelo que o hospedeiro mobiliza uma inflamação aguda para restabelecer o equilíbrio.[35] A sobre-instrumentação iatrogénica promove o alargamento do forame apical, o que permite o influxo de exsudados e sangue para o canal radicular, aumentando o fornecimento de nutrientes às bactérias remanescentes no interior do canal radicular, levando à sua proliferação, causando uma exacerbação aguda de uma lesão periapical crónica. A técnica de coroa para baixo com movimento rotativo e irrigação frequente geralmente expulsa menos detritos infectados para a área periapical.[6]

2. Alterações na microbiota endodôntica ou nas condições ambientais-

Normalmente, as bactérias do canal radicular existem em harmonia e equilíbrio com o seu ambiente. Uma mudança no ambiente do canal radicular é causada pelos procedimentos endodônticos. Quando os microrganismos não são completamente eliminados do canal radicular, ocorrem alterações ambientais, fazendo com que as espécies anteriormente inibidas cresçam em excesso e se tornem virulentas. Isso danifica os tecidos perirradiculares, levando a uma exacerbação aguda. Quando as alterações ambientais provocam a ativação dos genes virulentos, o dente anteriormente assintomático torna-se sintomático.[6] Quando as alterações ambientais induzem a desativação dos genes virulentos, pode ocorrer a remissão dos sintomas dos casos anteriormente sintomáticos ou mesmo resultar no sucesso do tratamento endodôntico, mesmo nas situações em que os microrganismos não são completamente erradicados do canal radicular. Para evitar esta situação, deve ser efectuada uma preparação quimio-mecânica completa na mesma consulta e, entre consultas, deve ser deixado um medicamento intra-canal no canal radicular.[35]

3. Infecções intrarradiculares secundárias-

São causadas por microorganismos que não estavam presentes na infeção primária. Penetram no canal radicular durante o tratamento, entre as consultas ou após a conclusão do tratamento endodôntico. A principal fonte de recontaminação pode ser a placa remanescente, o cálculo ou a cárie; a fuga do dique de borracha; a contaminação dos instrumentos endodônticos ou das soluções de irrigação; a fuga através da quebra da restauração provisória; a fratura do dente e quando o dente é deixado aberto para drenagem.[6] As infecções secundárias podem ocorrer tanto em casos de polpa vital como necrótica. Independentemente do momento da introdução microbiana e do sucesso dos microrganismos penetrantes em sobreviver e colonizar o sistema de canais radiculares, pode ocorrer uma infeção secundária, que pode ser a causa de um surto, desde que as espécies microbianas recém-estabelecidas sejam virulentas e atinjam um número suficiente para induzir uma inflamação aguda nos tecidos perirradiculares.[35]

4. Aumento do potencial de oxidação-redução-

Quando o dente é aberto, o oxigénio penetra no canal radicular, alterando o padrão de crescimento microbiano de anaeróbico para aeróbico. O rendimento energético dos anaeróbios facultativos, como os estreptococos, é mais acentuado na presença de oxigénio, o que resulta numa taxa de crescimento mais rápida, causando uma inflamação periapical aguda.[6, 35]

FACTORES MECÂNICOS

O preparo quimio-mecânico é um dos fatores de sucesso do tratamento endodôntico.[8] Os factores mecânicos, durante o tratamento endodôntico, podem estar associados ao mecanismo de flare up, uma vez que, durante esta fase, uma quantidade de detritos, massas pulpares necróticas, soluções irrigadoras e microrganismos podem ser empurrados do canal radicular para os tecidos periodontais apicais, levando a inflamação e dor pós-operatória que perturba a cicatrização dos tecidos perirradiculares.[4]

Noutro estudo, realizado por Reddy e Hecks, mostra que a limpeza do canal utilizando instrumentos endodônticos manuais na técnica step back, a extrusão média dos detritos para o tecido perirradicular é de 2,58 mg e, no caso dos instrumentos mecânicos rotativos NiTi com a técnica crown down, é inferior a 0,5 mg. Estes resultados são consistentes com outros estudos que demonstram que a aplicação de instrumentos rotativos durante o tratamento endodôntico conduz a uma menor incidência de flare up em comparação com os instrumentos manuais. [4, 46]

Recentemente, com a introdução dos instrumentos reciprocantes no mercado endodôntico, muitos estudos compararam-nos com os instrumentos rotatórios, no que diz respeito à sua associação com o problema do flare up. Notavelmente, os instrumentos reciprocantes mostraram uma maior incidência de dor pós-operatória do que os instrumentos rotatórios.

Durante o tratamento endodôntico, é essencial determinar com exatidão o comprimento de trabalho (WL). Qualquer comprimento de trabalho incorreto pode levar a uma erupção. De acordo com o glossário endodôntico, o comprimento de trabalho é definido como: "<u>a distância de um ponto de referência coronal a um ponto em que a preparação do canal e a obturação devem terminar</u>".

São utilizados vários métodos para estabelecer o comprimento de trabalho correto. Estes incluem a utilização de radiografia convencional ou digital, o método tátil, a humidade na ponta do papel e o localizador apical.[4]

Uma sobrestimação do WL leva a uma instrumentação excessiva, pelo que os detritos infectados e o material de obturação serão extrudidos para os tecidos periodontais, causando a sua irritação e conduzindo a uma crise.[4]

A constrição apical não está presente quando as raízes não estão completamente formadas, podendo também ser reabsorvida devido à inflamação dos tecidos perirradiculares ou destruída iatrogenicamente por uma medição incorrecta do WL.[46]

Se o comprimento do canal medido for demasiado curto, restos de polpa e bactérias são deixados no terço apical do canal, pelo que o sucesso e o prognóstico do tratamento endodôntico diminuem significativamente. Quando o comprimento do canal radicular dentário é medido radiologicamente, a sua exatidão é determinada pela anatomia do dente, pela localização do forame apical, pela curvatura do canal radicular e pela técnica de exame radiológico dentário.

A medição do WL pela radiografia dentária depende da condição da raiz e dos tecidos periodontais. Segundo Weine: -1 mm a partir do ápice radiológico da raiz, se não for detectada reabsorção do osso alveolar e da raiz; -1,5 mm a partir do ápice radiológico da raiz, se for detectada reabsorção do osso alveolar; -2 mm se for detectada reabsorção do osso alveolar e da raiz.[5]

Durante o tratamento endodôntico, recomenda-se manter a patência apical, fazendo a recapitulação, usando um instrumento de lima K (#6, #8 OU #10) e fazendo-o ir mais fundo do que o WL medido; isto é feito para evitar a acumulação de detritos e, portanto, a formação de obstrução durante o tratamento. Esta técnica resulta na melhoria do processo de irrigação, permitindo que a solução de irrigação aceda ao terço apical do canal radicular e assegure um contacto direto entre o penso intracanal e os tecidos periapicais.

Isto conduziria a um melhor resultado do tratamento no que respeita à dor pós-operatória. No entanto, esta técnica pode levar à extrusão apical de detritos pela lima K e causar irritação dos tecidos periodontais apicais, levando à dor pós-operatória. O alargamento do forame apical parece ser um fator de promoção da ocorrência de crises, porque está associado a um nível mais elevado de extrusão de detritos durante o tratamento.[4]

FACTORES **QUÍMICOS-**

As soluções de irrigação, os medicamentos intracanais e a substância de obturação do canal radicular utilizados nos procedimentos endodônticos têm diferentes composições e podem ser tóxicos, pelo que causam irritação química, dor pós-operatória e sensibilidade depois de penetrarem nos tecidos perirradiculares.[46]

As pastas de guta-percha que utilizamos para a obturação também têm diferentes níveis de toxicidade na altura em que consolidam. Quanto maior for a quantidade de obturação que exsudar do canal radicular, mais intensa será a reação.[5] Alguns estudos demonstram que as reacções de inflamação são frequentemente observadas quando o resorcinol, que é uma resina de formaldeído, é utilizado na obturação durante o tratamento endodôntico. O principal inconveniente do formaldeído é o facto de ser citotóxico, de causar necrose nos tecidos vivos e de, se forem extrudidos do canal, causarem dor e inchaço.[46]

Num estudo realizado por Onay et al 2015, o tipo de solução utilizada para irrigação durante o tratamento não tem influência na incidência de flare-ups. No entanto, Bashetty e hedge em 2010, em seu estudo mostraram que o uso de hipoclorito de sódio a 5,25% para irrigação estava relacionado a maior incidência de dor quando comparado ao uso de solução de Clorexidina a 2%. Recentemente, Riaz et al compararam as mesmas soluções com as mesmas concentrações e não observaram diferença em relação à dor pós-operatória.[4]

Em 2012, foi realizado outro estudo por Fedorowicz, que comparou soluções de 5,25% de NaOCl, 5,25% de NaOCl combinado com 3% de peróxido de hidrogénio e 5% de NaOCl sozinho ou em combinação com outras enzimas proteolíticas. Neste estudo, a conclusão foi que a dor pós-operatória após o tratamento do canal radicular não é influenciada pela solução irrigante. Outro estudo foi realizado no ano de 2018 por Farzaneh mostrou que 5,25% de NaOCl foi associado a menor dor pós-operatória em comparação com 2,5% de NaOCl.[6]

Recentemente, em 2020, num estudo realizado por Mostafa et al, o NaOCl a 3% demonstrou estar associado a uma dor pós-endodôntica menos intensa e menos frequente quando comparado com o NaOCl a 5,25%. Estes resultados, não coincidiram com os encontrados por Verma et al. quando compararam 2 concentrações diferentes de hipoclorito de sódio (1% e 5%) e não encontraram uma diferença significativa no resultado clínico relativo à dor pós-operatória.[4]

FACTORES DE RISCO PARA O REAPARECIMENTO ENDODÔNTICO PÓS-OPERATÓRIO

Os factores de risco que podem levar a crises após o tratamento endodôntico foram divididos em dois grupos

1) Isto inclui factores relacionados com o paciente, ou seja, dados demográficos, estado geral de saúde, condição da polpa e do tecido periodontal apical, sintomas clínicos e dente que é a ser tratado.

2) O segundo grupo inclui factores relacionados com os procedimentos terapêuticos, ou seja, o número de visitas, o retratamento e os medicamentos intracanais.[5]

TRATAMENTO DAS CRISES

O tratamento das crises endodônticas inclui medidas de tratamento local, gestão psicológica e utilização de farmacoterapia.

Medidas de tratamento localizadas

Estas medidas incluem a reinstrumentação, a redução oclusal, a colocação de medicação intra-canal e o estabelecimento de drenagem.[6]

1) RE-INSTRUMENTAÇÃO-

Este é um tratamento definitivo. Neste, a cavidade de acesso é aberta, o comprimento de trabalho deve ser reconfirmado; a condição de estar o forame apical aberto ou desobstruído é confirmada. É efectuada uma irrigação completa do canal. Todos os tecidos remanescentes, substâncias tóxicas, microorganismos e as principais substâncias tóxicas são removidos. A drenagem também ajudará a remover as substâncias exsudativas do canal.[5]

2) REDUÇÃO OCLUSAL-

A redução oclusal é o mínimo consenso na literatura odontológica para prevenir a dor pós-endodôntica. Rosenburg et al. demonstraram que em dentes com dor ao morder, a redução oclusal foi eficaz na redução da dor pós-operatória. A sensibilidade à mordida e à mastigação deve-se talvez ao aumento dos níveis de mediadores inflamatórios que estimulam os nociceptores peri-radiculares. A redução oclusal pode, portanto, aliviar a estimulação mecânica contínua dos nociceptores sensibilizados.[44]

3) COLOCAÇÃO DE MEDICAMENTOS INTRA-CANAL

Estudos clínicos demonstraram que a utilização de formocresol, paramonoclorofenol canforado, eugenol, iodeto de potássio, Ledermix ou hidróxido de cálcio não é evitada nem aliviada por medicamentos para a dor pós-tratamento.[5] No entanto, a utilização de esteróides intracanal, de anti-inflamatórios não esteróides (AINE) ou de um composto corticosteroide-antibiótico demonstrou reduzir a dor pós-tratamento.[44] A colocação de Dexametasona e Cetorolac no canal radicular de dentes vitais após pulpectomia causa um alívio significativo da dor ao fim de 12 horas.[5]

4) ESTABELECIMENTO DE DRENAGEM-

A supuração resulta normalmente na presença de infecções. Neste cenário, a drenagem do exsudado é o método mais eficaz para reduzir a dor e o inchaço. Esta é efectuada através da remoção do penso temporário do canal radicular e do preenchimento temporário da abertura de acesso.[6] Permite a descompressão do aumento da pressão tecidular perirradicular associada e proporciona um alívio significativo da dor.[44] Se o tratamento do canal radicular estiver incompleto, estes produtos tóxicos são eliminados do canal. Os canais radiculares são refinados para eliminar os factores etiológicos através de desbridamento, irrigação e colocação de um penso antimicrobiano.[5] Se o abcesso ocorrer após a obturação do sistema de canais radiculares, a incisão do tecido flutuante é talvez o único tratamento de emergência razoável, desde que a obturação do canal radicular seja adequada.[44] Se o canal estiver mal preenchido, a incisão e a drenagem são efectuadas e o material de preenchimento é removido para permitir a drenagem adicional de pus através do espaço do canal radicular. Em casos como a celulite, é efectuada uma incisão adicional para drenagem.[5]

5) TREFINAÇÃO CORTICAL-

A trefinação cortical é um procedimento de perfuração cirúrgica do osso alveolar que é efectuado para remover os exsudados de tecido perirradicular acumulados. Foram efectuados vários estudos para medir a eficácia da trefinação cortical. Este procedimento é efectuado para prevenir e aliviar a dor pós-operatória.[5] Chestner et al. relataram o alívio da dor em doentes com dor perirradicular grave e recalcitrante quando a trefinação cortical foi realizada.[44]

Gestão psicológica

O doente apresenta-se com medo, ansiedade, dúvidas e, muitas vezes, assume que o tratamento falhou e que é necessária uma extração. Por conseguinte, a tranquilização é um aspeto fundamental do tratamento. Deve ser explicado ao doente que as crises ocorrem e são tratáveis e que esses casos não afectam o resultado do tratamento. Uma vez que o medo e a ansiedade estão diretamente relacionados com a perceção, a dor pode ser gerida com sucesso se houver uma redução do nível de medo e ansiedade. O problema deve ser abordado com o doente e devem ser-lhe explicadas as possíveis razões para a dor e o inchaço. O passo mais importante é quebrar o ciclo da dor.[6]

Farmacoterapêutica

1) Anestésicos locais

O bloqueio dos nervos sensoriais é difícil com analgésicos, exigindo assim a utilização de anestésicos locais de ação prolongada. A quebra do ciclo da dor é importante do ponto de vista psicológico e neurofisiológico.[6]

2) Antibióticos-

Os antibióticos são amplamente utilizados na endodontia, mas a sua utilização é discutível em doentes com dor e tumefação. O uso sistémico de antibióticos deve ser restringido e prescrito apenas quando existem manifestações sistémicas como celulite, febre, mal-estar e toxemia.[6] De acordo com Fouad, que escreveu na sua revisão que o antibiótico sistémico para o controlo da dor pós-tratamento não tem qualquer justificação.[5] Os antibióticos são eficazes quando a causa das fármacos é microbiana.[6]

3) Analgésicos não narcóticos

Os casos ligeiros a moderados são tratados com AINEs e os casos graves ou que não respondem aos AINEs são tratados com opióides e esteróides.[6] A utilização de analgésicos não narcóticos, AINEs e acetaminofeno tem sido eficaz no tratamento da dor endodôntica. Produzem analgesia actuando tanto nos tecidos inflamados periféricos como nas regiões do cérebro e da medula espinal.[5] Os AINEs têm propriedades analgésicas com poucas ou nenhumas propriedades anti-inflamatórias. A sua propriedade analgésica e anti-inflamatória deve-se à inibição da síntese de prostaglandinas pela enzima ciclo-oxigenase. Inibem igualmente a fosfodiesterase, o que leva a um aumento da produção de AMP cíclico.[6] Uma combinação de AINE e acetaminofeno em conjunto apresenta uma analgesia aditiva no tratamento da dor dentária. Para os doentes alérgicos ou sensíveis aos AINE ou à aspirina e para os doentes com ulcerações gastrointestinais ou hipertensão devido aos efeitos renais dos AINE, o acetaminofeno deve ser considerado para a dor pós-tratamento. Em casos como o da pulpite irreversível, a medicação pré-tratamento com AINE reduz a dor pulpar e os níveis peri-radiculares do mediador inflamatório prostaglandina (PGE2).[5] Os corticosteróides sistémicos têm sido utilizados com sucesso para reduzir a dor e o inchaço de origem dentária.[6]

Ingestão de medicamentos pré-operatórios para o controlo da dor pós-operatória

Segue-se uma descrição pormenorizada da ingestão de medicamentos pré-operatórios para o controlo da dor pós-operatória.

A medicina pré-operatória é muito eficaz na redução da dor pós-operatória.

- Dose única de piroxicam, dexametasona, deflazacort. Estes medicamentos mostraram um efeito de redução da dor após o tratamento endodôntico. [55]
- O ibuprofeno, a dexametasona e o diclofenac de sódio administrados antes do tratamento também podem ajudar. [1]A administração de tramadol e de injeção submucosa de dexametasona também reduz a dor pós-operatória. [51,64]
- No caso de doentes com pulpite irreversível sintomática, a prednisolona pode reduzir a dor numa dose única. [50]
- A administração de ibuprofeno 400 mg ou cetorolac 20 mg em doentes com pulpite irreversível reduz a dor após o tratamento com cetorolac. [62]
- Ao mesmo tempo, a filtração bucal de cetorolac em casos pode também ter um efeito supressor da dor. [61]
- A acupunctura também tem um efeito benéfico no alívio da supressão da dor se for administrada antes do tratamento em dentes com periodontite apical. [60]
- Os estudos recentes mostram que a administração profiláctica de antibióticos não tem qualquer efeito na prevenção da dor pós-operatória em doentes com dentes necróticos. [63]

Ingestão de medicamentos no pós-operatório para controlo da dor pós-operatória

- Os corticosteróides parecem ser eficazes na redução da dor pós-operatória após o tratamento endodôntico. [63,53]
- A administração de anti-inflamatórios não esteróides (AINEs) e/ou paracetamol pode ajudar a gerir a dor pós-operatória.[59]
- A administração pós-operatória de metilprednisolona oral não reduziu significativamente a dor em doentes com dentes necróticos ou sintomáticos.[52]
- A redução oclusal também pode ser efectuada, com o objetivo de reduzir a dor pós-tratamento endodôntico.[58-57]
- Curiosamente, a aplicação da terapia de fotobiomodulação após o tratamento endodôntico causou uma diminuição significativa na incidência de dor pós-operatória.[36]

PREVENÇÃO DE CRISES

Devido ao facto de o flare-up ser um processo multi-etiológico, deve ser considerada uma estratégia de prevenção. No entanto, até à data, nenhuma estratégia de prevenção foi cientificamente aprovada e adoptada pela comunidade endodôntica. No entanto, algumas instruções são recomendadas durante o tratamento, o que poderia ajudar a diminuir a incidência de flare-up. [4]

Estes incluem:

1. **Assepsia**: é a chave do sucesso de qualquer tratamento endodôntico, pelo que o médico dentista deve assegurar a conclusão do tratamento endodôntico em condições assépticas, evitando qualquer contaminação. Por conseguinte, os diques de borracha são utilizados durante o tratamento como uma das condições.[35]

2. Adotar um **procedimento químico-mecânico** que cause uma menor quantidade de extrusão de detritos na área perirradicular e que assegure o desbridamento de todo o sistema de canais radiculares. Um exemplo é a combinação da técnica crown-down com sistemas Ni-Ti acionados por motor e uma irrigação adequada.[35] A utilização de um localizador apical e de radiologia é essencial para prever o comprimento de trabalho e, para aumentar a eficácia da irrigação, podem ser utilizados dispositivos de irrigação.

3. O uso de **medicamentos pré-operatórios**, tais como: Ibuprofeno, dexametasona, diclofenaco sódico, piroxicam, deflazacort, cetrolac ou prednisolona, principalmente em casos com pulpite irreversível sintomática.[55, 54]

4. Realização do tratamento endodôntico numa **única consulta**, se possível, e utilização de medicamentos intracanais entre sessões para dentes infectados. [38,45] Além disso, a prescrição de medicamentos pós-operatórios é eficaz no controlo da dor, como corticosteróides, AINEs ou paracetamol. [63,59]

ÍNDICE DE FULGOR

Nenhuma das definições de exacerbação descreve todos os parâmetros relativos à condição de exacerbação como um todo. Utilizando o questionário sugerido, é possível avaliar a situação real e definir claramente se se trata de uma situação ligeira, moderada ou grave. A possibilidade de fazer uma comparação entre as perguntas (por exemplo, entre as respostas relativas à gravidade da dor e aos analgésicos) pode dar algumas informações sobre a exatidão das respostas e uma sugestão sobre a tolerância psicológica do doente em relação à dor.

O índice de exacerbação (FUI) pode mostrar-nos longitudinalmente o efeito do curso do tratamento através da redução do valor do FUI ou a ineficácia do tratamento dada pelo aumento dos valores do FUI. Podem ser efectuados estudos comparativos sobre o efeito de vários modos de tratamento na redução da gravidade e do aparecimento de crises, utilizando o FUI como orientação. Será feita mais investigação para estabelecer um questionário psicológico pré-operatório para definir os aspectos psicológicos que afectam o fenómeno de flare-up. O FUI não se relaciona com o estado pré-existente dos dentes, clínica ou radiograficamente, pelo que o seu objetivo é avaliar a condição clínica dos pacientes durante os procedimentos endodônticos.[20]

QUESTIONÁRIO DO ÍNDICE DE EXACERBAÇÃO

	GAMA	FUI
Existência de dor após a primeira consulta	0-1	
O número de dias com dor x grau de dor/dia	0-21	
Durante quantos dias foram tomados analgésicos?	0-7	
Quantas vezes foi necessário tratamento de emergência	0-7	
A dor ainda existe e em que grau?	0-3	
Os analgésicos continuam a ser tomados?	0-1	
Surgiu inchaço e em que grau?	0-3	
Existência de limitação da abertura da boca (trismo)	0-1	
Envolvimento sistémico (por exemplo, aumento da temperatura, fadiga)	0-1	
Pontuação total	0-45	

Cada resposta positiva nos parâmetros abaixo indicados foi classificada dentro dos intervalos indicados;

Graus de dor :

Sem dor - 0

Dor ligeira - 1

Dor moderada - 2

Dor severa - 3

Exemplo: uma dor forte durante 2 dias, seguida de uma dor moderada no dia seguinte, depois de uma dor ligeira durante mais 2 dias e sem mais dores, dá uma válvula total nesta linha, como se mostra

2 dias x 3 (dor de terceiro grau) + 1 dia x 2 (dor de segundo grau) + 2 dias x 1 (dor de primeiro grau) + 2 dias x 0 (sem dor) = valor FUI total de 10 neste exemplo.

Graus de inchaço:

Sem inchaço - 0

Ligeiramente a quase impercetível- 1

Moderado- 2

Assimetria grave a facial - 3

REFERÊNCIAS

1. Magar SS Sr, Alfayyadh AY, Alruwaili KK, Almunahi HFF, Alsharari AHL, Magar SP. A Determinação da Incidência de Flare-Up e Factores de Risco Associados Durante o Tratamento Endodôntico: An Observational Retrospective Study. Cureus. 2022 Nov 12;14(11):e31424. doi: 10.7759/cureus.31424. PMID: 36523703; PMCID: PMC9747067.

2. Tinaz AC, Alacam T, Uzun O, Maden M, Kayaoglu G. O efeito da interrupção da constrição apical na extrusão periapical. J Endod. 2005 Jul;31(7):533-5. doi: 10.1097/01.don.0000152294.35507.35. PMID: 15980716.

3. Cohn SA. Endodontic Therapy 6th Edition: Por Franklin S. Weine.

4. Bassam S, El-Ahmar R, Salloum S, Ayoub S. Reação pós-operatória endodôntica: Uma atualização. Saudi Dent J. 2021 Nov; 33 (7): 386-394. doi: 10.1016 / j.sdentj.2021.05.005. Epub 2021 Jun 3. PMID: 34803278; PMCID: PMC8589595.

5. Dr. Anil K Tomer, Dr. Nivedita Saini, Dr. Shivangi Jain, Dr. Geetika Sabharwal, Dr. Ayan Guin. Flare up pós-operatório endodôntico: Uma revisão. Int J Appl Dent Sci 2022;8(1):285-292

6. Lakshmi KA, Rao GU, Jayaraman M, Ramdhas A. Surtos de endodontia: Uma revisão. Revista de Ciências Médicas da RGUHS. 2020;10(1).

7. Nair M, Rahul J, Devadathan A, Mathew J. Incidência de surtos endodônticos e seus factores relacionados: Um Estudo Retrospetivo. J Int Soc Prev Community Dent. 2017 Jul-Aug;7(4):175-179. doi: 10.4103/jispcd.JISPCD_61_17. Epub 2017 Jul 31. PMID: 28852632; PMCID: PMC5558250.

8. Ashkenaz PJ: Endodontia de uma visita. Dent Clin North Am. 1984 Oct;28(4):853-63.

9. Mata E, Koren LZ, Morse DR, Sinai IH. Utilização profiláctica de penicilina V em dentes com polpas necróticas e radiolucências periapicais assintomáticas. Oral Surg Oral Med Oral Pathol. 1985 Aug;60(2):201-7. doi: 10.1016/0030-4220(85)90294-4. PMID: 3929201.

10. Morse DR, Koren LZ, Esposito JV, Goldberg JM, Belott RM, Sinai IH, Furst ML: Dentes assintomáticos com polpas necróticas e radiolucências periapicais associadas: relação entre crises e instrumentação endodôntica, utilização de antibióticos e stress em três consultórios distintos em três períodos de tempo diferentes. Int J Psychosom. 1986;33(1):5-87

11. Glassman GD..: Reabertura com parestesia associada de um segundo pré-molar inferior com três canais radiculares. Oral Surg Oral Med Oral Pathol. 1987 Jul;64(1):110-3.

12. Morse DR, Furst ML, Belott RM, Lefkowitz RD, Spritzer IB, Sideman BH.: Penicilina profiláctica versus penicilina tomada ao primeiro sinal de tumefação em casos de lesões periapicais-pulpares assintomáticas: uma análise comparativa. Oral Surg Oral Med Oral Pathol. 1988 Feb;65(2):228-32.

13. Torabinejad M, Kettering JD, McGraw JC, Cummings RR, Dwyer TG, Tobias TS. Factores associados às emergências endodônticas interapontamentos de dentes com polpas necróticas. J Endod. 1988 May;14(5):261-6. doi: 10.1016/S0099-2399(88)80181-X. PMID: 3251982.

14. Matusow RJ: O fenómeno de flare-up em endodontia: uma perspetiva clínica e uma revisão. Oral Surg Oral Med Oral Pathol. 1988 Jun;65(6):750-3. Revisão.

15. Abbott AA, Koren LZ, Morse DR, Sinai IH, Doo RS, Furst ML: Um ensaio prospetivo aleatório sobre a eficácia da profilaxia antibiótica em dentes assintomáticos com necrose pulpar e patologia periapical associada. Oral Surg Oral Med Oral Pathol. 1988 Dec;66(6):722-33. Revisão.

16. Morse DR, Furst ML, Lefkowitz RD, D'Angelo D, Esposito JV: A comparison of erythromycin and cefadroxil in the prevention of flare-ups from asymptomatic teeth with

pulpal necrosis and associated periapical pathosis. Oral Surg Oral Med Oral Pathol. 1990 May;69(5):619-30.

17. Trope M. Relação dos medicamentos intracanais com os surtos endodônticos. Endod Dent Traumatol. 1990 Oct;6(5):226-9. doi: 10.1111/j.1600-9657.1990.tb00423.x. PMID: 2133314.

18. Trope M. Flare-up rate of single-visit endodontics. Int Endod J. 1991 Jan;24(1):24-6. doi: 10.1111/j.1365-2591.1991.tb00866.x. PMID: 1917085.

19. Walton R, Fouad A.: Endodontic interappointment flare-ups: um estudo prospetivo da incidência e factores relacionados. J Endod. 1992 Apr;18(4):172-7.

20. Rimmer A.: O índice de exacerbação: um método quantitativo para descrever o fenómeno.
J Endod. 1993 May;19(5):255-6.

21. Walton RE, Chiappinelli J. Penicilina profiláctica: efeito nos sintomas pós-tratamento após o tratamento do canal radicular de patologia periapical assintomática. J Endod. 1993 Sep;19(9):466-70. doi: 10.1016/S0099-2399(06)80535-2. PMID: 8263455.

22. Selden HS. Capacitação do paciente - uma estratégia para o controlo da dor em endodontia. J Endod. 1993 Oct;19(10):521-3. doi: 10.1016/S0099-2399(06)81495-0. PMID: 8120489.

23. Wayman BE, Smith JJ, Cunningham CJ, Patten JA, Patten JR, Hutchins MO.: Distribuição da dexametasona injectada a partir do vestíbulo bucal da mandíbula do rato.
J Endod. 1994 Nov;20(11):527-30.

24. Matusow RJ: "Flare-up" de celulite endodôntica. Relato de caso. Aust Dent J. 1995 Feb;40(1):36-8.

25. Imura N, Zuolo ML.: Factores associados aos surtos endodônticos: um estudo prospetivo.
Int Endod J. 1995 Sep;28(5):261-5.

26. Eleazer PD, Eleazer KR: Flare-up rate in pulpally necrotic molars in one-visit versus two-visit endodontic treatment. J Endod. 1998 Sep;24(9):614-6.

27. Gutiérrez JH, Brizuela C, Villota E. Dentes humanos com patose periapical após sobreinstrumentação e sobrepreenchimento dos canais radiculares: um estudo de microscopia eletrónica de varrimento. Int Endod J. 1999 Jan;32(1):40-8. doi: 10.1046/j.1365-2591.1999.00185.x. PMID: 10356468.

28. Gilad JZ, Teles R, Goodson M, White RR, Stashenko P. : Desenvolvimento de uma fibra impregnada de clindamicina como medicação intracanal na terapia endodôntica. J Endod. 1999 Nov;25(11):722-7.

29. Pickenpaugh L, Reader A, Beck M, Meyers WJ, Peterson LJ: Effect of prophylactic amoxicillin on endodontic flare-up in asymptomatic, necrotic teeth. J Endod. 2001 Jan;27(1):53-6.

30. Soares JA, César CA. [Avaliação clínica e radiográfica do tratamento endodôntico em consulta única em dentes com lesões periapicais crônicas]. Pesquisa Odontologica Brasileira = Brazilian Oral Research. 2001 Abr-Jun;15(2):138-144. DOI: 10.1590/s1517-74912001000200010. PMID: 11705196.

31. Ree MH.: Um inchaço invulgar após tratamento endodôntico e protético de um molar mandibular devido a uma reação de corpo estranho. Int Endod J. 2001 Oct;34(7):562-7.
Morse D, Sinai IH, Esposito JV, Koren LZ: Endodontic flare-ups: the tape.

32. Siqueira JF Jr, Rôças IN, Favieri A, Machado AG, Gahyva SM, Oliveira JC, Abad EC. Incidência de dor pós-operatória após procedimentos intracanais baseados em uma

estratégia antimicrobiana. J Endod. 2002 Jun;28(6):457-60. doi: 10.1097/00004770-200206000-00010. PMID: 12067129.

33. Walton, R. E. (2002). Flare-ups interproximais: incidência, factores relacionados, prevenção e gestão. *Endodontic Topics*, *3*(1), 67-76.

34. Alaçam T, Tinaz AC. Emergências interproximais em dentes com polpas necróticas. J Endod. 2002 May;28(5):375-7. doi: 10.1097/00004770-200205000-00007. PMID: 12026923.

35. Chavez de Paz Villanueva LE.: Fusobacterium nucleatum in endodontic flare-ups. Oral Surg Oral Med Oral Pathol Oral Radiol Endod. 2002 Feb;93(2):179-83.

36. Siqueira JF Jr. Causas microbianas de surtos endodônticos. Int Endod J. 2003 Jul;36(7):453-63. doi: 10.1046/j.1365-2591.2003.00671.x. PMID: 12823700.

37. De Witte, A., De Bruyne, M., & De Moor, R. (2003). Extrusão acidental de pastas à base de hidróxido de cálcio em lesões periapicais. *Revue Belge de Medecine Dentaire*, *58*(1), 49-63.

38. Gound TG, Marx D, Schwandt NA. Incidência de erupções e avaliação da qualidade após o retratamento da terapia endodôntica com resina de resorcinol-formaldeído ("Russian Red Cement"). J Endod. 2003 Oct;29(10):624-6. doi: 10.1097/00004770-200310000-00002. PMID: 14606781.

39. Ehrmann E.H., Messer H.H., Adams G.G. The relationship of intracanal medicaments to postperative pain in endodontics (A relação dos medicamentos intracanais com a dor pós-operatória em endodontia). *Int. Endod. J.* 2003;36:868-875.

40. Seltzer S, Naidorf IJ. Surtos em endodontia: I. Factores etiológicos. 1985. J Endod. 2004 Jul;30(7):476-81; discussão 475. doi: 10.1097/00004770-200407000-00005. PMID: 15220641.

41. Yoldas O, Topuz A, Isci AS, Oztunc H.: Dor pós-operatória após o retratamento endodôntico: tratamento com uma única visita versus tratamento com duas visitas. Oral Surg Oral Med Oral Pathol Oral Radiol Endod. 2004 Oct;98(4):483-7.

42. Oginni A, Udoye CI.: Surtos endodônticos: comparação da incidência entre procedimentos de visita única e múltipla em pacientes que frequentam um hospital universitário nigeriano. Odontostomatol Trop. 2004 Dec;27(108):23-7

43. Ghoddusi J, Javidi M, Zarrabi MH, Bagheri H. Incidência e gravidade das erupções após a utilização de hidróxido de cálcio como penso intracanal. N Y State Dent J. 2006 Jun-Jul;72(4):24-8. PMID: 16925009.

44. Jayakodi H, Kailasam S, Kumaravadivel K, Thangavelu B, Mathew S. Clinical and pharmacological management of endodontic flare-up. J Pharm Bioallied Sci. 2012 Ago;4(Suppl 2):S294-8. doi: 10.4103/0975-7406.100277. PMID: 23066274; PMCID: PMC3467928.

45. Singh R.D., Khatter R., Bal R.K., Bal C.S. Medicamentos intracanais versus placebo na redução da dor endodôntica pós-operatória - um ensaio clínico randomizado duplo-cego. *Braz. Dent. J.* 2013;24:25-29

46. Sipavičiūtė E, Manelienė R. Dor e exacerbação após procedimentos de tratamento endodôntico. Stomatologija. 2014;16(1):25-30. PMID: 24824057.

47. Pamboo J, Hans MK, Kumaraswamy BN, Chander S, Bhaskaran S. Incidência e factores associados a crises num programa de pós-graduação na população indiana. J Clin Exp Dent. 2014 Dec 1;6(5):e514-9. doi: 10.4317/jced.51578. PMID: 25674318; PMCID: PMC4312678.

48. Onay EO, Ungor M, Yazici AC. A avaliação dos surtos endodônticos e a sua relação com vários factores de risco. BMC Oral Health. 2015 Nov 14;15(1):142. doi: 10.1186/s12903-015-0135-2. PMID: 26577095; PMCID: PMC4647657.

49. Alsomadi, L., & Al Habahbeh, R. (2015). Papel dos antibióticos profilácticos na gestão da dor endodôntica pós-operatória. *O jornal da prática dentária contemporânea, 16*(12), 939-943.

50. Praveen R, Thakur S, Kirthiga M. Comparative Evaluation of Premedication with Ketorolac and Prednisolone on Postendodontic Pain: A Double-blind Randomized Controlled Trial (Avaliação comparativa da pré-medicação com cetorolac e prednisolona na dor pós-endodôntica: um ensaio controlado e aleatório em dupla ocultação). J Endod. 2017 May;43(5):667-673. doi: 10.1016/j.joen.2016.12.012. Epub 2017 Mar 17. PMID: 28320541.

51. Jorge-Araújo ACA, Bortoluzzi MC, Baratto-Filho F, Santos FA, Pochapski MT. Efeito da pré-medicação com anti-inflamatórios na dor pós-endodôntica: um ensaio clínico randomizado. Braz Dent J. 2018 May-Jun;29(3):254-260. doi: 10.1590/0103-6440201801786. PMID: 29972451.

52. Fuller M., Younkin K., Drum M., Reader A., Nusstein J., Fowler S. Postoperative Pain Management with Oral Methylprednisolone in Symptomatic Patients with a Pulpal Diagnosis of Necrosis (Gestão da dor pós-operatória com metilprednisolona oral em doentes sintomáticos com um diagnóstico de necrose pulpar): Um estudo prospetivo, aleatório e em dupla ocultação. *J. Endod.* 2018;44:1457-1461.

53. Suneelkumar C., Subha A., Gogala D. Effect of Preoperative Corticosteroids in Patients with Symptomatic Pulpitis on Postoperative Pain after Single-visit Root Canal Treatment (Efeito dos Corticosteróides Pré-operatórios em Pacientes com Pulpite Sintomática na Dor Pós-operatória após Tratamento de Canal Radicular de Visita Única): A Systematic Review and Meta-analysis. *J. Endod.* 2018;44:1347-1354.

54. Veitz-Keenan A., Ferraiolo D.M. Dose única de prednisolona oral e dor endodôntica pós-operatória. *Evid. Based Dent.* 2018;19:10-11.

55. Konagala RK, Mandava J, Pabbati RK, Anupreeta A, Borugadda R, Ravi R. Efeito da medicação pré-tratamento na dor pós-endodôntica: Um estudo em dupla ocultação, controlado por placebo. J Conserv Dent. 2019 Jan-Fev;22(1):54-58. doi: 10.4103/JCD.JCD_135_18. PMID: 30820083; PMCID: PMC6385568.

56. Lopes L.P.B., Herkrath F.J., Vianna E.C.B., Gualberto Junior E.C., Marques A.A.F., Sponchiado Junior E.C. Efeito da terapia de fotobiomodulação na dor pós-operatória após tratamento endodôntico: um estudo clínico randomizado e controlado. *Clin. Oral. Investig.* 2019;23:285-292.

57. Emara R.S., Abou El Nasr H.M., El Boghdadi R.M. Avaliação da intensidade da dor pós-operatória após redução oclusal em dentes associados a pulpite irreversível sintomática e periodontite apical sintomática: um estudo clínico aleatório. *Int. Endod. J.* 2019;52:288-296.

58. Balevi B. Gerir a dor pós-tratamento endodôntico através da eliminação de contactos oclusais. *Dent. Baseado em Evidências.* 2019;20:109-110.

59. Stamos A., Drum M., Reader A., Nusstein J., Fowler S., Beck M. An Evaluation of Ibuprofen Versus Ibuprofen/Acetaminophen for Postoperative Endodontic Pain in Patients With Symptomatic Irreversible Pulpitis and Symptomatic Apical Periodontitis. *Anesth. Prog.* 2019;66:192-201.

60. Arslan H., Ahmed H.M.A., Yildiz E.D., Gundogdu E.C., Seckin F., Arslan S. A acupunctura reduz a dor pós-operatória em dentes com periodontite apical sintomática: um ensaio clínico prospetivo preliminar aleatório controlado por placebo. *Quintessence Int.* 2019;50:270-277.

61. Akhlaghi N., Azarshab M., Akhoundi N., Meraji N. O efeito da infiltração bucal de cetorolac na dor endodôntica pós-operatória: um ensaio clínico prospetivo, duplo-cego, randomizado e controlado. *Quintessence Int.* 2019;50:540-546.

62. Kaladi SR, Tegginmani V, M M, Mitta S, Chigadani P, Viswanadhan A. Eficácia da medicação oral pré-operatória de ibuprofeno e cetorolac na eficácia anestésica do bloqueio do nervo alveolar inferior com pulpite irreversível: Randomized Controlled Trial. Cureus. 2019 Dec 11;11(12):e6346. doi: 10.7759/cureus.6346. PMID: 31938633; PMCID: PMC6952035.

63. Shamszadeh S., Asgary S., Shirvani A., Eghbal M.J. Efeitos da administração de antibióticos nos sintomas endodônticos pós-operatórios em pacientes com necrose pulpar: Uma revisão sistemática e meta-análise. *J. Oral. Rehabil.* 2020

64. Aksoy F, Ege B. Eficácia do tramadol submucoso e da lidocaína na taxa de sucesso do bloqueio do nervo alveolar inferior em molares inferiores com pulpite irreversível sintomática. Odontology. 2020 Jul;108(3):433-440. doi: 10.1007/s10266-020-00485-0. Epub 2020 Jan
17. PMID: 31953787.

65. Wagh, K. S., Warhadpande, M. M., & Dakshindas, D. M. (2022). Prevalência de flare-up endodôntico após a colocação de medicamento intracanal em dentes permanentes submetidos a tratamento endodôntico - uma revisão sistemática. *Journal of Conservative Dentistry: JCD*, *25*(1), 3.

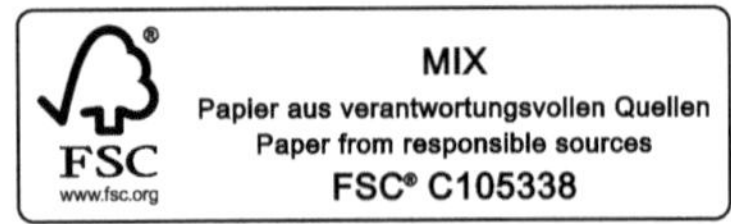

Printed by Books on Demand GmbH, Norderstedt / Germany